LA DIÉTÉTIQUE DE LA PERFORMANCE

DU MÊME AUTEUR

La Diététique du cerveau, Éditions Odile Jacob, 1990 ; édition revue et augmentée, coll. « Opus », 1995.
Les Bonnes Graisses, Éditions Odile Jacob, 1991.
De l'animal à l'assiette, Éditions Odile Jacob, 1993.

Dr JEAN-MARIE BOURRE

LA DIÉTÉTIQUE DE LA PERFORMANCE

Intelligence, mémoire, sexualité

EDITIONS
ODILE JACOB

15, RUE SOUFFLOT, 75005 PARIS
ISBN 2-7381-0290-5

Remerciements

JML

Mes remerciements vont à tous ceux qui ont eu la gentillesse de relire et de commenter mon manuscrit : Monique Astier-Dumas, Anne Bichard, Patricia Boulos, Marie-Laure et Jean-Christophe Bourre, Odile Dumont, Daniel Dargery, Georges Durand, Jean-Luc Fidel, Marie-Hélène Gras, Léon Gueguen, Philippe Guesnet, Serge Mouzay, Louis Orenga, Gérard Pascal, Mireille Touratier, Philippe Verger, François Zwobada.

Je tiens également à remercier Michelle Bonneil ; sans son aide précieuse, ce livre n'aurait pu voir le jour.

Introduction

L'abondante littérature sur la nutrition s'est pour l'instant surtout concentrée sur les questions de poids. Maigrir, maigrir... Telle est sans doute la grande obsession de notre époque. À tort ou à raison. La multiplication des régimes a cependant fait oublier un aspect fondamental, un truisme presque : manger ne modifie pas seulement notre poids et nos formes. Manger influe aussi et d'abord sur notre forme, sur le bon fonctionnement de tout notre corps, sur notre santé, plus encore sur nos performances intellectuelles et physiques.

Vivre, ce n'est pas simplement survivre. C'est aussi s'épanouir, réussir. La performance, clé de la réussite, est devenue une de nos valeurs cardinales, presque un objet de culte. Sportifs, mannequins, artistes, hommes d'affaires ou gens de la télévision, dont on vante les succès autant que le professionnalisme, sont devenus nos symboles majeurs. Du reste, le phénomène s'étend bien au-delà de la scène publique. Il faut être performant dans les études, au travail, mais aussi dans la vie privée, en famille, en amour... autrement dit partout et en toutes circonstances. Dans cette mythologie moderne exploitée et amplifiée par la publicité, pas de héros négatifs aux émouvantes faiblesses. Nous devons être toujours, partout et tout à la fois, Georges Charpak ou Pierre-Gilles de Gennes, Bill Gates, Claudia Schiffer ou Catherine Deneuve, Carl Lewis ou Arnold Schwartzenegger.

Le succès est bien sûr affaire de don, de chance, de travail, de génie parfois. Il repose sur l'épanouissement de certaines qualités psychologiques, d'un don physique, de certaines dispositions sociales. L'éducation, l'entraînement, la pratique peuvent y contribuer, comme l'effort. Mais il exige aussi la prospérité et l'équilibre du corps et de l'esprit. Pour réussir, le sommeil doit être réparateur et paisible, le réveil calme et rapide, l'attention en éveil, les sens épanouis. Toutes ces conditions minimales au plein exercice de nos facultés intellectuelles et de nos aptitudes physiques supposent le bon fonctionnement de cette merveilleuse machine qu'est le corps humain et de ce mystérieux organe qu'est le cerveau. Celui-ci ne peut donner sa pleine mesure sans les aliments appropriés, absorbés au bon moment et dans la quantité optimale satisfaisante.

La performance serait donc dans l'assiette ? N'exagérons rien. Ce serait trop simple. Si elle ne réside pas tout entière dans le bon équilibre alimentaire de notre corps, il existe pour autant un certain nombre de règles et de principes qu'il faut impérativement connaître et respecter pour être en meilleure forme, pour donner plus facilement le meilleur de soi-même, pour se sentir mieux, tout simplement. Comment rester concentré tout au long de la journée ? Comment éviter les coups de pompe et la somnolence ? Comment conserver et développer sa mémoire ? Comment entretenir et stimuler sa vivacité intellectuelle ? Comment bien dormir ? Comment se ménager une vie sexuelle épanouie ? Comment développer et maintenir ses capacités physiques ? Comment rester jeune le plus longtemps possible ? Nous nous posons tous un jour ou l'autre ces questions. Les réponses se trouvent souvent à certains égards dans une alimentation bien conçue. Mais que sait-on aujourd'hui ? Comment distinguer recommandations fantaisistes et informations sérieuses ?

Faute d'« aliments du succès », d'aliments miracles, de panacée, il existe un équilibre alimentaire nécessaire. Les stimulants, les excitants mis au point par la pharmacologie la plus moderne ne sont que des béquilles chimiques, des leurres. De même, les extraits de racine de plantes rares et autres poudres de perlimpinpin traduisent seulement notre désarroi face au culte moderne de la performance. Nous nous en remettons à de vieilles croyances, à de vieilles recettes de bonnes femmes, remises au goût du jour par le marketing. Alors qu'il serait tellement plus simple de nous efforcer d'abord de comprendre les besoins élémentaires de notre corps ; pour ensuite pouvoir les satisfaire par une alimentation variée, bien dosée, source de plaisir aussi.

Ce livre ne prétend donc pas proposer des recettes miracles ni même un régime pour devenir en quelques coups de fourchette plus beau, plus fort, plus intelligent ! Je me suis en revanche efforcé de formuler de manière accessible ce que nous savons de la contribution de l'alimentation au bon fonctionnement de notre corps et de notre cerveau. J'ai regroupé informations et conseils autour de plusieurs thèmes clés : la concentration, la mémoire, le sommeil, l'effort physique, la vie sexuelle. Évidemment, nombre des points développés dans tel ou tel chapitre valent aussi pour les autres. Le bon équilibre du corps et du cerveau est au prix d'une alimentation variée et complète, produit d'un équilibre global. Les vitamines ne contribuent pas seulement à la régulation de notre humeur, les lipides (les bonnes graisses) à maintenir notre vigilance intellectuelle ou les protéines à soutenir nos performances physiques. J'ai cependant, pour la clarté et la commodité du propos, choisi de privilégier tel ou tel aspect en fonction de son importance au regard du sujet abordé. Au fil de ce parcours, le lecteur trouvera des tableaux indiquant en particulier où trouver de quoi satisfaire ses besoins élémentaires et des préconisations portant sur les grandes règles qu'il doit suivre.

Chapitre 1

Penser mieux et plus vite

Les apparences sont peut-être trompeuses : votre forme n'est pas nécessairement au mieux. Grâce à une bonne hygiène de vie, en optimisant votre alimentation, vous pouvez sûrement faire mieux et augmenter vos performances, en tout cas celles que la nature a prévues pour vous. Et même les dépasser. Mais pas n'importe comment !

La vie du corps tout entier exige que le cerveau soit attentif, son succès qu'il soit vigilant ; qu'il puisse recevoir dans de bonnes conditions les stimulations internes et externes, et qu'il puisse réagir de manière adéquate. Pour cela, il faut... de l'énergie. Celle que fournit un sucre. Mais pas n'importe lequel. Toutefois, la vigilance et l'attention ne sont pas seulement affaires de sucre. Si les sucres lents nous permettent de penser mieux et plus vite, vitamines et oligo-éléments jouent aussi un rôle essentiel, ne serait-ce que pour réguler nos humeurs.

Des sucres lents pour penser et agir vite

L'existence même de la substance cérébrale implique, comme pour tous les organes, et peut-être plus que pour les autres, un apport obligatoire de protéines (celles qui ont une origine animale sont les meilleures, en particulier les viandes rouges), de graisses végétales et animales (sans elles, la vie est strictement impossible) et d'un mélange judicieux de vitamines et de minéraux. La machine étant en place, l'énergie qui lui permet de survivre et de fonctionner est fournie presque exclusivement par une petite molécule appelée glucose (qui appartient à la vaste famille des glucides, appellés aussi hydrates de carbone ou plus simplement sucres). Elle est rarement isolée. Dans le morceau de sucre ou le miel par exemple, elle se trouve liée à une autre molécule de glucide. On parle alors de *sucres « rapides »*. Parce que le sucre arrive rapidement dans l'estomac pour en sortir avec célérité et parvenir dans l'intestin qui le digère immédiatement afin de le délivrer au sang. Celui-ci n'en a que faire si le besoin énergétique n'est pas significatif ; il est alors stocké... sous forme de graisse. À l'inverse, une multitude de molécules de glucose arrimées les unes aux autres forment des assemblages dont le plus connu est l'amidon ; on le trouve dans les pâtes, par exemple. Ces molécules complexes sont lentement malaxées par l'estomac et calmement digérées par l'intestin ; leur glucose n'est, par conséquent, délivré que petit à petit dans le sang, l'alimentant pendant plusieurs heures, entretenant régulièrement ses besoins. Ce sont les *sucres « lents »*.

La vigilante attention du cerveau, pour lui-même, mais aussi au service du corps, *est précisément entretenue par une concentration constante en sucre dans le sang, grâce à quelques aliments privilégiés appelés sucres « lents », les pâtes alimentaires ou le pain, par exemple.*

Les sucres « sucrés » ne sont pas les meilleurs

Avec les lipides et les protéines, les glucides constituent l'une des trois grandes familles de nutriments apportés par notre alimentation. Ce sont des substances organiques naturelles. Comme de nombreux glucides confèrent aux aliments une saveur sucrée, on les appelle généralement « sucres ». De manière pratique, on distingue les glucides assimilables et ceux qui sont indigestibles, donc inassimilables.

Le saccharose qui bénéficie de la dénomination de sucre est un terme qui provient du mot sanskrit *sarkara*. Il aurait été introduit en Europe par Alexandre le Grand, qui aurait découvert « le roseau qui donne du miel sans le secours des abeilles ». Considéré comme une épice, vendu autrefois chez les apothicaires, ancêtres de nos pharmaciens, le sucre était réservé aux riches bourgeois, aux jours de fête, ainsi qu'aux hôtes de marque ; cette considération dura jusqu'à la fin du XVIIIe siècle. Le procédé d'extraction du sucre de betterave fut mis au point à l'échelon industriel par Benjamin Delessert, sous Napoléon Ier, pour pallier au blocus anglais qui rationnait l'approvisionnement en sucre de canne d'Outre-mer. C'est ainsi que, pour protéger les betteraviers hexagonaux, l'appellation « sucre » au singulier fut réservée par l'usage (en France, il est sous la protection de la loi) au saccharose ; cette molécule est elle-même appelée sucrose par les Anglo-Saxons. Nous en subissons encore les conséquences. Ainsi, certains aliments « sans sucre » contiennent en fait des sucres, fructose ou polyols par exemple. En termes caloriques, rien n'est gagné ; les bonbons affichés sans sucre, mais constitués de fructose, sont de véritables escroqueries pour le consommateur peu informé. Attention à la « sucritude ».

Les glucides assimilables sont divisés en trois familles : les monosaccharides, les disaccharides et les glucides complexes. Les principaux monosaccharides sont le glucose, le fructose et le galactose ; parmi les disaccharides se distinguent le saccharose (association d'une molécule de glucose à une molécule de fructose), le maltose (association de deux molécules de glucose), et le lactose présent dans le lait, comme son nom l'indique, combinaison d'une molécule de galactose à une molécule de glucose. Les glucides complexes, quant à eux, possèdent des formules chimiques assez compliquées qui justifient cette dénomination ; par opposition aux précédents, appelés parfois glucides simples. Dans l'alimentation, les glucides complexes assimilables sont essentiellement représentés par les amidons (glucides végétaux) mais aussi, en très faible quantité, par le glycogène (glucide animal). Ils sont formés d'une grande quantité de molécules de glucose accrochées les unes aux autres.

Les glucides dits indigestibles sont inassimilables tels quels. Du point de vue de l'alimentation et de la digestion, il faut toutefois distinguer les glucides fermentescibles et ceux qui ne le sont pas. Cette discrimination est très importante d'un point de vue pratique, car les apports réels en énergie de chaque catégorie sont différents. En effet, les glucides qui peuvent fermenter produisent des acides gras. Ils sont donc énergétiques. Consommés en quantités importantes, ils provoquent de plus des fermentations intestinales sources d'inconfort digestif, avec notamment des flatulences. Attention donc aux aliments et aux boissons supplémentés en fibres : ils ne sont pas « zéro calorie » comme le prétendent les étiquettes !

Les fibres végétales alimentaires sont, à l'exception de la lignine, des polysaccharides de composition et d'organisation variables. Un aliment végétal contient en proportions différentes divers types de ces polysaccharides. Certains d'entre eux n'appartiennent d'ailleurs pas naturellement à nos aliments, mais sont ajoutés comme agents de texture sous le nom de E400 à 405 (alginates, qui sont des extraits d'algues), E407 (carraghénanes), E410 (farine de caroube), E412 (farine de guar), E413 (gomme adragante), E414 (gomme arabique), E415 (gomme xanthane).

Parmi les fibres végétales alimentaires que nous consommons, on distingue principalement la lignine, la cellulose et l'hémicellulose. La lignine (celle du bois par exemple) qui n'est ni digérée ni fermentée est donc réellement inassimilable. La cellulose (constituant essentiel des membranes végétales) est utilisée environ à 30 % ; elle est partiellement transformée en acide lactique qui est réabsorbé par le côlon. L'hémicellulose et la pectine (substance trouvée par exemple dans les fruits, qui permet aux confitures de se gélifier) sont presque totalement dégradées, les produits sont réabsorbés par le côlon.

Tous les glucides sont transformés en glucose sous l'action de la digestion et de l'activité du foie. La rapidité avec laquelle le glucose issu des glucides alimentaires se retrouve dans le sang et devient utilisable dépend de deux facteurs : leur temps plus ou moins long de séjour dans l'estomac d'une part et la rapidité de digestion avant de passer dans le sang d'autre part. Les deux opérations doivent s'effectuer le plus lentement possible, afin d'éviter que les quantités de glucose dans le sang, ce qu'on appelle la glycémie, ne soient irrégulières.

En fait, la vitesse d'absorption des glucides est différente suivant qu'ils sont pris isolément ou à l'occasion d'un repas. De multiples facteurs modifient la vitesse de l'évacuation de l'estomac, et par la suite celle de l'absorption digestive des glucides. La vitesse avec laquelle s'effectue l'évacuation de l'estomac (que les spécialistes nomment *le temps de vidange gastrique,* le TVG) constitue probablement l'un des plus importants facteurs. Ce temps conditionne la vitesse de distribution dans l'intestin grêle, du glucose produit préalablement dans l'estomac, et celle des amidons restants. Par conséquent, il induit les réponses glycémiques qui suivent l'absorption.

En tête des aliments à temps de vidange gastrique lent, on trouve ceux qui sont riches en glucides complexes. C'est particulièrement vrai pour les pâtes ; dans la compétition entre les aliments, elles se détachent nettement devant le riz, le pain et la purée de pomme de terre. Plus le TVG est lent, meilleur il est !

Temps de vidange gastrique de différents produits
(exprimé en minute pour la moitié du bol alimentaire évacué)

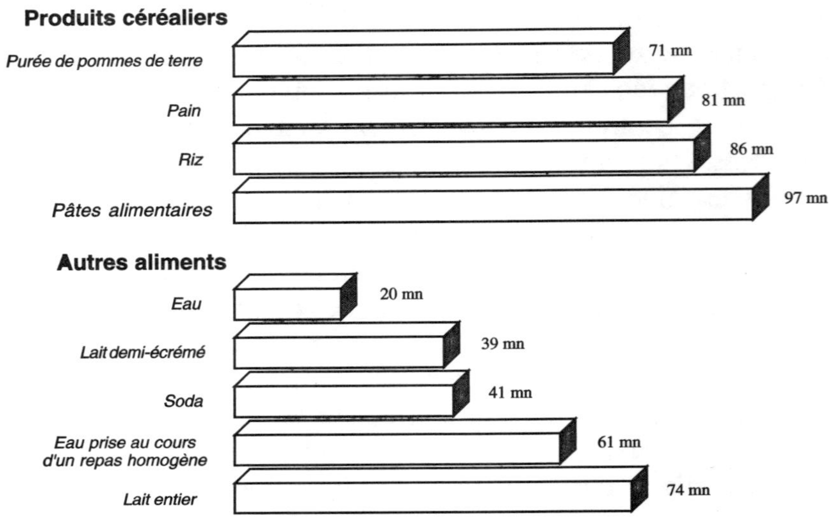

D'après J.-J. Bernier

Différents facteurs peuvent influencer le temps de vidange gastrique. D'abord la teneur en lipides (plus le repas en est riche et plus le temps de vidange est long) et en glucides complexes (ils augmentent le temps de vidange). C'est ainsi qu'une fine purée de pommes de terre bien cuite, sans graisses de cuisson, est absorbée par l'intestin presque aussi vite que de l'eau contenant une quantité équivalente de glucose : c'est alors un véritable sucre « rapide ». D'où l'intérêt, pour « ralentir » les sucres, de quelques gouttes d'une excellente huile végétale polyinsaturée de noix, du beurre, ou mieux, du fromage râpé ! Dans le même sens, un morceau de sucre pris avec une cuillère d'huile devient presque un sucre « lent ». Un dessert bien sucré pris à la fin d'un copieux repas peut ainsi devenir un sucre « lent ».

L'alcool joue aussi un rôle : mais, contrairement aux croyances populaires, le « trou normand » et le digestif n'accélèrent pas l'évacuation de l'estomac, puisqu'en réalité l'alcool allonge le temps de vidange gastrique. Il semble qu'il intervienne en induisant une distension ou une atonie des fibres musculaires lisses de l'estomac, qui fait disparaître la sensation de plénitude, permettant de poursuivre plus ou moins allègrement le repas.

Plus les particules ingérées sont grosses, plus la vidange est lente, mais cela ne veut pas dire qu'il ne faille pas mastiquer. Par ailleurs, la cuisson plus vigoureuse de l'amidon peut le faire rester moins de temps dans l'estomac. Enfin, le moment de la journée n'est pas indifférent : un même repas aurait un temps de vidange gastrique plus court s'il était pris le matin plutôt que le soir.

Tous les aliments contenant des glucides n'induisent pas la même *réponse glycémique* au sein de l'organisme, d'où la notion d'index glycémique des aliments (la glycémie est la concentration de sucre dans le sang). Celui-ci se définit, à quantité égale de glucide, comme l'effet hyperglycémiant d'un aliment comparé à une solution de glucose. Un index glycémique a été défini pour classer les aliments selon l'importance et la durée de l'élévation de la glycémie qu'ils produisent lorsqu'ils sont ingérés, par rapport à ce qui est obtenu avec un apport équivalent de glucose. L'index glycémique est très exactement déterminé par le rapport de l'aire glycémique sur trois heures après ingestion de cinquante grammes de glucides contenus dans l'aliment testé, sur l'aire glycémique sur trois heures après l'ingestion d'une solution standard de cinquante grammes de glucose. Il est d'autant meilleur qu'il est plus faible.

Parmi les aliments contenant de l'amidon, les pommes de terre fournissent l'index le plus élevé ; l'index du pain varie selon son type, suivi par celui du riz. Les pâtes alimentaires, par exemple sous forme de spaghettis, se distinguent avec l'index le plus bas. Ce sont donc elles qui procurent les réponses glycémiques les plus modérées, les plus régulières et les plus étalées dans le temps, c'est-à-dire les plus favorables.

Tous les amidons ne sont pas assimilés de la même façon, ni à la même vitesse. Leur nature biochimique joue un rôle : l'amylose donne une réponse glycémique plus faible que l'amylopectine du fait de la formation, lors de la cuisson, d'un gel plus solide et donc moins accessible aux enzymes. De

Valeur de l'index glycémique de différents aliments
(par rapport au glucose)

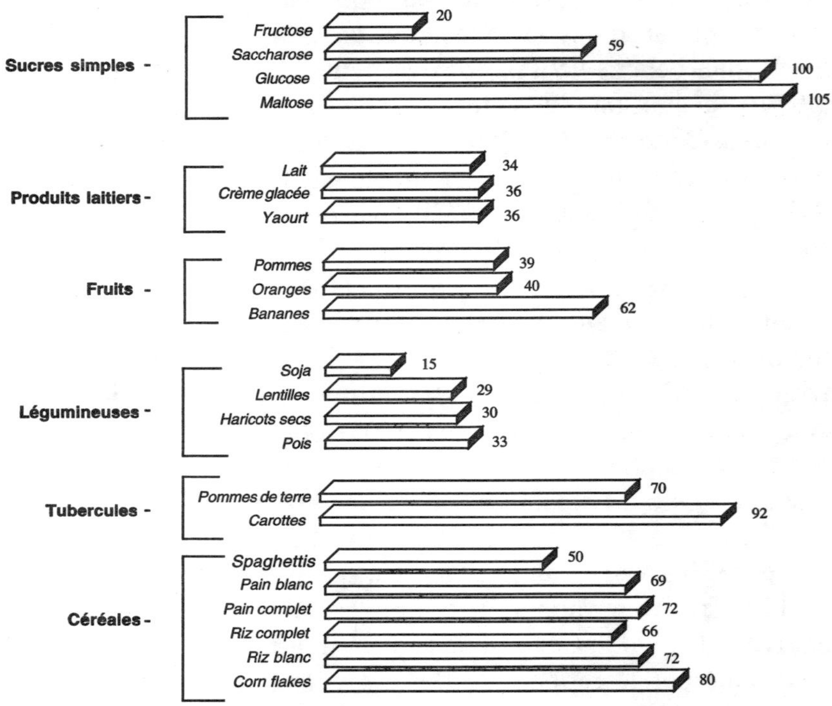

même, la texture compacte d'un aliment entraîne une faible attaque par les enzymes digestives et explique en partie l'index glycémique bas, ce qui est le cas des pâtes alimentaires.

L'index glycémique d'un aliment dépend aussi de nombreux facteurs, parmi lesquels il faut signaler les procédés technologiques qui lui ont été appliqués (cuisson notamment), la teneur en fibres, la vitesse d'évacuation gastrique, et bien évidemment les tolérances individuelles. Par conséquent, cet index glycémique ne peut être objectivement considéré que comme une donnée descriptive ; il reste cependant l'indicateur le plus intéressant, compte tenu des connaissances scientifiques actuelles.

Les féculents induisent un index glycémique abaissé s'ils sont consommés avec d'autres aliments. Les pâtes alimentaires présentent un index glycémique qui diminue pratiquement de moitié lorsqu'elles sont consommées dans un repas constitué de plusieurs aliments. Cette caractéristique fait des pâtes un excellent aliment, y compris et surtout pour le diabétique et le sportif. Par ailleurs, la faible réponse glycémique obtenue avec les légumes secs contenant des particules solides de grande taille, riches en fibres alimentaires et en protéines par rapport à d'autres hydrates de carbone, résulte non seulement d'une digestibilité intestinale moindre, mais également d'une vidange gastrique plus lente et d'une sécrétion plus importante d'insuline.

La conséquence logique de l'augmentation de la glycémie est la sécrétion d'insuline par le pancréas. Or l'insulinémie est beaucoup moins élevée après la prise de glucides complexes qu'après la prise de glucose pur. La décharge d'insuline est plus forte avec la purée de pommes de terre ou le pain qu'elle ne l'est avec les pâtes, ce qui constitue un autre élément particulièrement favorable.

La tête et les jambes grâce aux pâtes, pourrait-on affirmer.

Moyenne des index insulinémiques

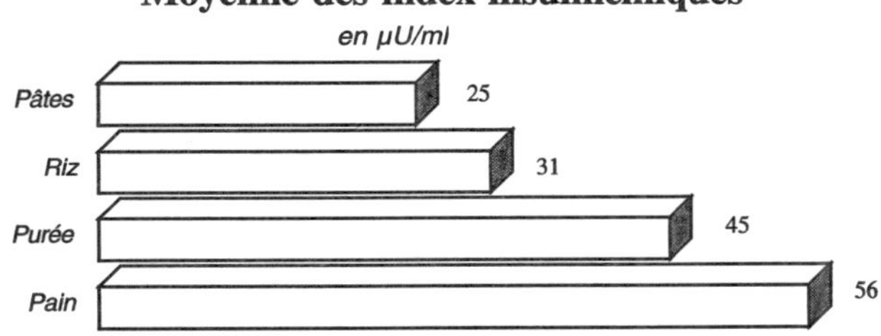

L'hypoglycémie : mythes et réalités

Après l'amour, le sommeil, le réveil ou la somnolence, le corps ne peut se mettre en action que si le cerveau est vif et alerte. Pour atteindre cet état et y rester, il doit être approvisionné en énergie, autrement dit en glucose. Quand l'apport est insuffisant, la réduction de la concentration en sucre dans le sang perturbe le fonctionnement du cerveau : c'est la fameuse hypoglycémie qui amoindrit la fonction cérébrale. En se prolongeant, elle la ralentit, puis l'anesthésie, la paralyse et parfois la tue, à petit feu ou brutalement. C'est la déroute. À l'opposé, l'excès de glucose dans le sang altère insidieusement tous les organes. Le succès est donc dans l'équilibre.

La réussite de la journée est déterminée par la qualité du premier repas du matin. Contre-exemple trop commun, de trop nombreux enfants prennent aujourd'hui un petit déjeuner très sommaire : ils subissent donc le « coup de pompe » du milieu de matinée. Ainsi, dans les infirmeries des écoles d'apprentissage, les quatre cinquièmes des admissions consécutives à des blessures se situent entre onze heures et midi. Des prises de sang effectuées à ce moment-là ont montré que les élèves étaient en hypoglycémie lors de l'accident. À la même heure, le journaliste ne trouve plus les mots précis, l'assistante s'embrouille dans les modifications d'un texte qu'elle doit reconstruire, la couturière découpe à côté du trait, l'artiste traduit mal la création de son esprit élaborée en début de matinée et dont il se souvient mal car sa mémoire s'essouffle ; le dessinateur n'arrive plus à construire sa ligne complexe ; le conducteur brûle un feu rouge.

Quelles sont les principales causes d'hypoglycémie ? La première est classique : elle constitue la conséquence d'une alimentation insuffisante ou inadaptée. La deuxième est plus surprenante : elle suit le repas à quelques heures, elle est dite réactionnelle. La troisième est provoquée par certaines maladies ou due à la prise de certains médicaments.

L'hypoglycémie d'origine alimentaire se traduit par des manifestations récidivantes, stéréotypées, réversibles ; elles surviennent suivant une chronologie rythmée par les repas, leur insuffisance ou leur absence. Les signes sont des palpitations, une sensation de faim impérieuse, une pâleur, une anxiété, un mal de tête, des sueurs froides, des tremblements. Les symptômes plus graves viennent ensuite, dont, par ordre de gravité croissante : asthénie soudaine (une fatigue générale), vue trouble ou double, confusion mentale d'installation progressive ou aiguë, troubles du comportement, convulsions et enfin, parfois, coma.

Comment, paradoxalement, absorber trop de sucre peut-il provoquer une hypoglycémie réactionnelle ? Ce phénomène est dû au fait que, après un repas sucré, l'organisme réagit en sécrétant de l'insuline, qui permet de stocker l'énergie du sucre sous forme de graisse. Mais l'insuline reste encore présente dans le sang bien après que le glucose directement d'origine alimentaire a été utilisé. Le stock sanguin de glucose, déjà présent avant la prise alimentaire, doit donc être utilisé, jusqu'à passer sous le seuil de la normalité, d'où la sensation de faim... et la recherche d'un autre morceau de sucre. Ainsi, la pomme en fin de matinée ne coupe pas l'appétit, mais en réalité l'ouvre...

Attention toutefois, il n'est pas rare que ceux qui s'affirment hypoglycémiques ne soient en réalité que des angoissés. En cas de véritable hypoglycémie post-alimentaire, le traitement repose évidemment sur des consignes diététiques. Il est conseillé de prendre un petit déjeuner à base de glucides, de lipides, de protides et enrichi en fibres végétales (pain complet ou au son), de manger régulièrement, des repas riches en « sucres lents », de supprimer les sucres d'assimilation rapide et l'alcool, qui provoquent des fluctuations importantes de la glycémie et de l'insulinémie.

L'hypoglycémie peut évidemment aussi survenir au cours d'un effort physique prolongé. Dans les sports, tout particulièrement ceux d'endurance, un apport de glucides est indispensable après deux heures d'effort afin d'éviter la fatigue, la baisse de performance, les crampes épigastriques (faim douloureuse), les manifestations générales de l'hypoglycémie (physiques et mentales). La réhydratation en cours d'exercice par des boissons sucrées permet d'apporter le glucose nécessaire (le sucre rapide permet de combler avec célérité le déficit). Une ration glucidique (sous forme de barre de céréales sucrée par exemple) est indiquée lorsque les épreuves durent plus de trois heures (pour approvisionner en permanence, grâce aux sucres lents).

Les glucides sont le fioul de l'organisme. En effet, leur rôle majeur est de fournir de l'énergie. Selon qu'ils restent plus ou moins longtemps dans l'estomac, qu'ils sont plus ou moins vite digérés ; selon qu'ils augmentent plus ou moins rapidement le sucre du sang, les sucres sont dits « lents » (les bons) ou

« rapides ». Il faudrait diviser par trois la consommation actuelle de ces derniers.

Exemple d'une relative complexité qu'il convient de maîtriser pour bien se nourrir, une banane peu mûre contient surtout de l'amidon (donc un bon sucre « lent ») ; quand elle est mûre et sucrée, elle comporte surtout du sucre rapide. En réalité, la composition de chaque aliment influe sur les caractéristiques – lentes ou rapides – de ses propres sucres. Si on doit faire un classement global, qualitatif et non simplement quantitatif, *les meilleurs sucres « lents » se trouvent dans les lentilles, les pois et les haricots secs, alors que les sucres de la pomme de terre, et du pain blanc sont relativement rapides.* Le riz complet et le pain complet sont plus lents que le riz raffiné ou le pain blanc. En terme d'aliment, physiologiquement, *les pâtes alimentaires constituent les meilleurs « sucres lents ».*

Dans quels aliments trouver les sucres « lents » qu'il faudrait manger quotidiennement [1] ?

	Sucres « lents » pour 100 grammes d'aliments
Tapioca, maïzena	85 grammes
Biscotte	75 grammes
Riz, lentille, haricot blanc	60 grammes
Pain blanc, pâte	55 grammes
Pain complet	50 grammes
Châtaigne	40 grammes
Banane, pomme de terre	20 grammes
Petit pois, noix	17 grammes
Artichaut	10 grammes
Haricot vert, chou, champignon	5 grammes

1. Les chiffres qui sont donnés dans les tableaux de ce livre sont des moyennes. En effet, pour un même aliment, ils peuvent varier du simple au double, selon les climats, les sols, les régions, les techniques de culture, sans oublier les modes de récolte, les procédés de conservation, la durée du stockage, les températures et les procédés de cuisson. Ces chiffres représentent les quantités qu'on trouve dans l'aliment cru. Ils reflètent non les quantités minimales qu'il convient d'absorber, mais les valeurs optimales compte tenu des données scientifiques dont on dispose. Ils correspondent donc à un objectif de bonne santé et sont supérieurs à ceux qui permettent seulement d'éviter la maladie. Ils concernent l'homme adulte pesant soixante-dix kilogrammes environ.

Les fibres végétales sont des sucres très complexes, peu ou pas assimilables, mais très utiles pour assurer un bon transit intestinal. Il en faut environ trente grammes par jour. Dans quelle quantité de quels aliments y trouver précisément cette quantité ?

Légumes	
Haricots blancs	60 grammes
Pois cassé	90 grammes
Pois chiche	100 grammes
Lentille	115 grammes
Petit pois	225 grammes
Carotte, chou vert, cresson, pissenlit, poireau, pomme de terre	400 grammes
Concombre, radis, salade, tomate	1 000 grammes
Céréales	
Son	33 grammes
Germe de blé	90 grammes
Farine complète	110 grammes
Riz complet	160 grammes
Pain complet	175 grammes
Avoine	205 grammes
Pain bis	300 grammes
Farine blanche	425 grammes
Riz blanc	500 grammes
Pain blanc	550 grammes
Fruits	
Amande	100 grammes
Datte, cacahuète	185 grammes
Noix	275 grammes
Abricot, banane, framboise	425 grammes
Fraise, poire, groseille, myrtille	750 grammes
Melon, pomme, pamplemousse, raisin	1 000 grammes

Ni déprime ni excitation grâce aux vitamines

Pour que le glucose soit transformé en énergie efficace, il faut que la machinerie cellulaire fonctionne bien, grâce notamment aux vitamines et à certains minéraux. Le fonctionnement subtil du cerveau, sa vigilance et sa performance, comme celle de tout le corps qu'il commande, exigent un apport très équilibré en vitamines, que l'organisme humain ne sait pratiquement pas fabriquer. Ainsi, l'utilisation du glucose requiert impérativement la présence de vitamines B1, sa carence ramollit inévitablement les fonctions cérébrales et rend déliquescent le reste du corps. Chaque vitamine possède sa constitution propre, son activité biologique spécifique et sa source alimentaire précise.

La pratique alimentaire comme la réalité physiologique impliquent la division des vitamines en deux classes principales : celles qui sont liposolubles, c'est-à-dire dissoutes dans les graisses (et qui sont principalement présentes dans les aliments gras) et celles qui sont hydrosolubles, dissoutes dans l'eau (et qui peuvent par conséquent fuir dans l'eau de la cuisson). Cette distinction laisse immédiatement appréhender au consommateur qu'il trouvera, dans une boîte de sardines à l'huile, les premières, mais très peu des secondes. En revanche, les fruits et légumes sont relativement pauvres en vitamines liposolubles, mais riches en celles qui sont hydrosolubles.

L'évolution sociale a considérablement réduit nos dépenses énergétiques et par voie de conséquence notre besoin calorique. La ration diminue, et il n'est plus certain que la densité vitaminique des aliments soit actuellement satisfaisante, fusse en mangeant des aliments variés et de bonne qualité. La supplémentation de quelques aliments judicieusement choisis serait-elle une nécessité ? Il convient de souligner au passage qu'une conserve préparée immédiatement après la récolte avec de bons produits ou d'excellentes viandes est plus riche en vitamines que de prétendus produits frais, de qualité médiocre qui ont traîné sans contrôle dans divers entrepôts.

De plus, les conditions de vie moderne accroissent les besoins en vitamines : trop forte consommation de sucres à distribution rapide, médicaments, « stress », alcool, pollution, tabagisme, contraception. Les états de précarence sont difficiles à dénombrer, mais ils existent réellement. Les détecter et les traiter constitue une tâche enthousiasmante, car la nutrition est en train de connaître une révolution : il ne s'agit plus de raisonner par rapport à la maladie, mais par rapport à la qualité de la vie. L'état de subcarence ne provoque pas une maladie clairement identifiée, mais il entraîne une altération de l'état général qui n'épargne pas le cerveau, et la performance n'est plus alors au rendez-vous. Si la dénutrition et la malnutrition persistent, et même gagnent du terrain dans de trop nombreuses contrées de la planète, les simples carences vitaminiques ont pris des visages hypocrites, subtils et variés ; elles frappent des populations particulières : les nouveau-nés, les femmes enceintes, les personnes âgées, les malades, sans oublier tous ceux qui n'ont pas reçu l'éducation nutritionnelle de base, et qui ne savent pas choisir sur les linéaires des magasins ou les rayons des restaurants collectifs.

Les apports recommandés par diverses instances fournissent les quantités de vitamines, qui, consommées chaque jour, garantissent la couverture des besoins quotidiens de la grande majorité de la population en bonne santé. Ils sont maintenant à peu près connus. Un excellent ouvrage, édité sous l'égide du CNERNA, les recense en ne négligeant ni les habitudes alimentaires ni les motivations nutritionnelles et culturelles de la population française.

Malgré l'abondance associée à un bon héritage culturel, l'état nutritionnel moyen de la population n'est pas optimal, et il y a malheureusement fort à parier que des fractions importantes de la population sont carencées. Il faut apprendre à choisir les aliments variés ; peut-être sera-t-il cependant nécessaire de faire des supplémentations de certains d'entre eux. La sagesse demanderait d'intégrer, dans la nourriture quotidienne, les bonnes sources de vitamines (et d'autres nutriments) et d'utiliser les modes de préparation et de cuisson les mieux adaptés. L'agréable performance est à ce prix.

Attiser le cerveau au moyen de la vitamine B1

Un peu plus de vitamine B1 (ou thiamine) vous stimulera très probablement, vous rendra plus énergique... par meilleure utilisation de l'énergie alimentaire. Il n'est pas étonnant que le cerveau réponde le premier à la vitamine B1, car il tire pratiquement toute son énergie du glucose, dont les mécanismes d'utilisation requièrent précisément la vitamine B1. L'efficacité, sinon la performance, exige une bonne dose de cette vitamine. De plus, la carence en vitamine B1 produit des troubles de l'appétit, de la digestion, des perturbations neurologiques. Si le déficit est important, s'ajoutent une abolition des réflexes tendineux, puis une dégénérescence musculaire progressive, une atteinte cardiaque, des troubles psychiques graves et une issue fatale.

Historiquement, la découverte de la thiamine est liée au traitement du béribéri, maladie connue en Extrême-Orient depuis des millénaires. Cette affection, liée à la consommation quasi exclusive de riz poli, n'était pas consécutive à la présence d'éléments toxiques, comme on le crut pendant relativement longtemps, mais à l'absence d'une substance indispensable à la vie. Sur le plan de l'analyse chimique, il s'avéra que c'était une amine ; comme elle était nécessaire à la vie, on proposa le terme « vitamine ». Cette dénomination connut un tel succès qu'on l'appliqua aux autres facteurs indispensables de l'alimentation, même s'ils n'ont strictement rien à voir avec la fonction chimique appelée amine.

Endémique sous les climats tropicaux et particulièrement en Extrême-Orient, le béribéri peut sévir sporadiquement dans les régions tempérées, ou de façon épidémique dans des groupes malnutris, pendant les guerres, les famines, dans les camps de prisonniers. Deux séries de symptômes peuvent apparaître : une forme sèche ou une forme humide, cette dernière est caractérisée par la formation d'œdèmes. Les deux manifestations majeures du béribéri sont l'insuffisance cardiaque et la polynévrite (c'est-à-dire des atteintes des nerfs, ceux qui véhiculent les perceptions sensorielles, comme ceux qui envoient les ordres aux muscles). La polynévrite commence aux extrémités inférieures et se caractérise par des douleurs et des sensations anormales qui vont des cuisses aux membres supérieurs, des troubles respiratoires et laryngés. La tachycardie (augmentation du rythme cardiaque) est également fréquente.

La polynévrite se traduit d'abord par des lésions dégénératives des gaines de myéline (ce manchon très riche en lipides assure la protection et l'efficacité du grand prolongement des neurones appelé axone). À un stade ultérieur, les axones sont aussi atteints. Ces lésions frappent aussi bien les nerfs moteurs que sensitifs. Pour certains chercheurs, elles ont pour origine un trouble fonctionnel du corps cellulaire neuronal, qui n'arrive plus à assurer la nutrition des parties les plus éloignées de ses prolongements.

Le béribéri est redoutable, car il peut être mortel en quelques heures chez un enfant. En France, l'avitaminose B1 se rencontre principalement pendant la grossesse chez les alcooliques chroniques, chez les personnes souffrant de vomissements incoercibles dus à un rétrécissement de l'orifice de sortie de l'estomac, et quelquefois chez les sujets en réanimation prolongée. En effet, une carence aiguë en vitamine B1 peut s'observer chez les malades recevant des perfusions importantes ou prolongées de sérum glucosé ; car le métabolisme du glucose exige de grandes quantités de vitamine B1, les stocks existants étant faibles et vite épuisés chez ces malades.

Dans la polynévrite alcoolique, l'avitaminose B1 est directement la cause, en outre, du redoutable syndrome de Gayet-Wernicke. Celui-ci se caractérise par une confusion mentale, une paralysie du mouvement des yeux, une perte de la coordination des mouvements volontaires et un coma. Ce syndrome constitue une extrême urgence médicale. La meilleure confirmation du diagnostic est donnée par la réponse spectaculaire à l'injection de vitamine B1 par voie intramusculaire, à la dose de cent milligrammes par jour ; ce traitement sauve la vie du malade et fait rétrocéder les signes neurologiques. Les résultats sont d'autant meilleurs et plus rapides que la médication intervient à un stade moins avancé. Tardivement appliqué, il n'a souvent que des effets partiels et laisse des séquelles. Les cas mortels sont heureusement exceptionnels dans les régions tempérées.

Actuellement, on n'observe pas de cas de carence manifeste se traduisant par le béribéri patent, mais on rencontre des formes frustes de polycarences en vitamines B, pour lesquelles le déficit en B1 est prépondérant. Elles concernent des personnes qui ont non seulement de faibles apports alimentaires en ces vitamines, mais appartiennent aussi à des groupes à risque, tels que celui des buveurs excessifs, ou celui, notamment aux États-Unis, des fanatiques des mêmes *fast-foods*, matin, midi et soir, toute l'année durant ; car chaque chaîne propose une alimentation peu variée et toujours identique.

Selon les enquêtes nutritionnelles récentes, l'apport vitaminique B1 se répartit, en France, selon les sources alimentaires suivantes :

	Apport en vitamine B1
Viandes, poissons, œufs	30 à 40 %
Pain, céréales, pomme de terre	20 à 30 %
Légumes et fruits	15 à 25 %
Produits laitiers	15 à 20 %

Mais il ne faut pas négliger le fait que la solubilité et la fragilité à la chaleur de cette vitamine entraînent une déperdition lors de la cuisson à l'eau. Ces pertes peuvent atteindre les deux tiers de la teneur initiale. Par ailleurs, une partie de la vitamine se retrouve dans le jus de viande ou dans l'eau de cuisson, qui ne sont malheureusement pas toujours consommés.

En l'absence d'eau (c'est-à-dire les fritures, et la cuisson au four), les dégâts sont plus faibles (un petit tiers). Le maintien au chaud ainsi que le réchauffage des aliments déjà cuits provoquent des dommages supplémentaires. Les différents types de four (traditionnel, à micro-ondes...) ont une incidence variable sur le niveau des pertes. La surgélation ne touche pas la thiamine des aliments : cette vitamine est très bien conservée au froid.

Les aliments les plus riches en vitamine B1 sont la viande de porc, et en particulier le jambon, les viandes en général et les abats, les œufs, les pois et les haricots secs, les lentilles, les céréales complètes. Le pain était autrefois une des principales sources de thiamine mais sa consommation a beaucoup diminué ; en outre, le pain « blanc » est nettement plus pauvre que le pain « complet » (trois à quatre fois moins). Pour un homme adulte, l'apport journalier conseillé est d'un milligramme et demi [1].

Quantités d'aliments fournissant à un adulte
la moitié de sa ration journalière de vitamine B1
(pour un enfant, il en faut à peu près la moitié) [1]

Germe de blé	20 grammes
Jambon, pois sec	80 grammes
Viande de porc, haricot sec	100 grammes
Andouillette, noix, noisette, châtaigne, lentille	200 grammes
Foie (agneau, veau, volaille), cœur, petit pois	250 grammes
Cervelle	300 grammes
Viande	200 à 500 grammes
Huître	450 grammes
Volaille, poisson	500 à 800 grammes
Carotte, asperge, champignon	600 grammes
Fromage	700 grammes
Boudin	1 000 grammes
Légumes	750 à 2 000 grammes
Fruits	2 000 à 4 000 grammes
Riz blanc	1 200 grammes
Riz complet	500 grammes

Comme pour toutes les vitamines hydrosolubles, l'excès d'ingestion par rapport aux besoins physiologiques se traduit

1. L'alimentation doit absolument être variée : il n'existe pas d'aliment qui apporte tout ce qu'il faut à lui seul. Par conséquent les guides pratiques présentés dans ce livre donnent la quantité d'aliment fournissant *la moitié* de la dose journalière conseillée de telle vitamine, ou de tel minéral, par exemple. Ainsi, un seul aliment apportant la moitié de la dose d'une vitamine, l'autre moitié sera normalement trouvée par petites quantités dans les nombreux autres aliments qu'il convient obligatoirement d'absorber, lesquels apportent les autres vitamines, les minéraux, les graisses et les protéines indispensables.

par une élimination rapide dans les urines, l'organisme humain possède donc peu de réserves en vitamine B1.

Être énergique avec la vitamine B2

La vitamine B2 (ou riboflavine) insuffle la vitalité en garantissant l'utilisation efficace de toutes les énergies alimentaires. Sa présence assure une belle peau, garantit des muqueuses éclatantes et efficaces, telles les lèvres, la langue et quelques parties intimes ; elle affermit les yeux.

En vérité, sa déficience ne se rencontre pratiquement que sous forme de polycarences liées à des problèmes d'absorption, à des régimes déséquilibrés, surtout s'ils sont dépourvus en laitages. Toutefois, le syndrome caractéristique de carence spécifique en riboflavine est rare chez l'homme.

En France, en moyenne, l'apport vitaminique B2 se répartit selon les diverses sources alimentaires :

	Apport en vitamine B2
Produits laitiers	35 à 50 %
Viandes, poissons, œufs	30 à 40 %
Légumes et fruits	10 %
Pain, céréales, pommes de terre	10 %
Autres aliments	2 à 5 %

La vitamine B2 est assez résistante à la chaleur (contrairement à la vitamine B1). Toutefois, elle peut être partiellement perdue du fait de sa dissolution dans l'eau. Par exemple, un petit tiers de la vitamine B2 d'une viande de pot-au-feu se retrouve dans le bouillon.

Cette vitamine est très sensible à la lumière. La destruction peut atteindre huit dizièmes dans du lait exposé deux heures à la lumière solaire !

L'aliment le plus riche est le foie (il est donc insuffisamment apprécié, puisqu'il ne se trouve pas en tête de la consommation), suivi des autres abats, puis des œufs, du fromage, de la viande, les lentilles, et les céréales complètes. Pour un homme adulte, la quantité journalière conseillée est d'un peu moins de deux milligrammes.

Quantités d'aliments fournissant à un adulte la moitié de sa ration journalière de vitamine B2
(pour un enfant, il en faut un peu plus de la moitié)

Foie (veau, agneau, volailles)	30 grammes
Rognon	40 grammes
Cœur	100 grammes
Amande, germe de blé	90 grammes
Fromage	150 à 300 grammes
Lentille, œuf, viande	225 grammes
Cervelle, ris (de veau, d'agneau)	300 grammes
Poisson	350 grammes
Châtaigne	400 grammes
Poulet, lait	500 grammes
Noix	600 grammes
Légumes	750 à 3 000 grammes
Fruits	1 500 à 3 000 grammes
Riz blanc	3 000 grammes
Riz complet	1 000 grammes

Être bien dans sa peau grâce à la vitamine PP ou B3

Grâce à la niacine, la peau (surtout celle de la tête, du visage, du cou et des extrémités des membres), les intestins, le sang... et le psychisme sont au mieux de leur forme. C'est sans doute la vitamine de la séduction, provoquée par l'aspect du corps et par le fonctionnement équilibré et intelligent de l'esprit.

L'excitation débordante, la confusion, voire la démence, nuisent évidemment à l'efficacité de son action, à son succès. Or de tels états peuvent être simplement la conséquence de carences en vitamine B3 !

La forme majeure de la carence en niacine définit une maladie appelée la pellagre ; on la croyait disparue, mais en réalité elle resurgit çà et là, de manière insidieuse. Elle constitue l'une des quelques maladies de carence dont l'issue est fatale en l'absence de traitement. On en résume les symptômes par le terme de maladie des trois D : démence, dermatose, diarrhée. Historiquement, ce fut une maladie liée à la consommation quasi exclusive de maïs. Elle a causé, en Europe et aux États-Unis, des ravages d'autant plus graves que la consommation de viande fournissant du tryptophane était faible (car cet acide aminé peut servir de précurseur efficace à la vitamine B3). Le maïs est non seulement dépourvu de niacine, pauvre en tryptophane mais, de surcroît, il contient un facteur qui inhibe la transformation de cet acide aminé en vitamine. Cette caractéristique explique l'incidence d'une consommation quasi exclusive de cette céréale sur la progression de la pellagre et l'apparition de cette maladie avec la consommation accrue de maïs, en Amérique du Nord et en Europe. La pellagre se rencontre surtout dans les populations paysannes pauvres, nourries presque exclusivement de maïs.

Cependant, en Amérique du Sud, les habitants n'étaient pas touchés, bien que consommant de grandes quantités de maïs. En fait, les habitudes alimentaires des Indiens étaient adaptées ; elles le sont restées : au Mexique, les *tortillas* traditionnelles sont préparées en traitant d'abord le maïs par de la bouillie de chaux pendant une demi-heure de cuisson, puis le tout est laissé une nuit à température ordinaire. Dans ces conditions, la vitamine est libérée.

L'acide nicotinique et la nicotinamide (la nicotinamide est, en terme de chimie, l'amide de l'acide nicotinique) possèdent une activité vitaminique identique. De ce fait, on les réunit souvent sous le nom de niacine, ou vitamine PP, ce qui veut dire « prévention de la pellagre ». Il est important de savoir que l'organisme humain est capable de synthétiser une partie de la niacine qui lui est nécessaire, à partir du tryptophane. Dans les conditions normales, on admet que soixante milligrammes de tryptophane peuvent servir de précurseur à environ un milligramme de niacine ; mais la présence de vitamine B6 est indispensable pour cette transformation, il y a donc une synergie d'utilisation de ces deux vitamines.

Actuellement, des formes mineures de carence peuvent être observées chez des alcooliques, des personnes qui se nourrissent mal de manière chronique, ou sont atteintes de malabsorption, ou bien encore au cours de certains traitements médicamenteux.

Dans les années quatre-vingt-dix, l'apport en vitamine B3 se répartit en moyenne, en France, selon diverses sources alimentaires suivantes, dont il convient de noter que l'une représente environ la moitié :

	Apport en vitamine B3
Viandes, poissons, œufs	50 %
Pain, céréales, pommes de terre	20 %
Légumes et fruits frais	10 %
Produits laitiers	5 %
Autres aliments	15 %

La vitamine B3 est la moins fragile des vitamines solubles dans l'eau. Lors de la cuisson ménagère, les dégâts par destruction due à la chaleur sont toujours inférieurs au cinquième. Les pertes les plus importantes sont en réalité la conséquence de sa solubilité dans l'eau par exemple (la moitié dans le pot-au-feu).

Les aliments les plus riches en vitamine B3 sont le foie, la cervelle et le lapin, suivis du bœuf, de la volaille et de certains poissons. Pour un homme adulte, la quantité journalière conseillée de vitamine B3 qu'il convient d'absorber est de dix-huit milligrammes.

**Quantités d'aliments fournissant à un adulte
la moitié de sa ration journalière de vitamine B3**
(pour un enfant il en faut la moitié)

Foie (veau, agneau, génisse), cacahuète	60 grammes
Cervelle, lapin, foie de volaille	75 grammes
Bœuf, canard, poulet, saumon, rognon, germe de blé	125 grammes
Veau, mouton, champignon	150 à 300 grammes
Porc, cervelle (porc, agneau, veau)	250 grammes
Ris (veau, agneau), lentille	350 grammes
Huître, carpe, lotte, noix, noisette, amande	500 grammes
Colin, boudin noir, fromage, céréales, châtaigne, fruits et légumes	600 à 2 000 grammes
Riz blanc	600 grammes
Riz complet	200 grammes

Fabriquer le bon gras de la vie : la vitamine B5

Par l'intermédiaire de la vitamine B5, qui porte aussi le nom d'acide pantothénique, le dynamisme est assuré, les nerfs sont solides, la digestion rigoureuse, les cheveux (et les poils) éclatants.

L'acide pantothénique possède en effet un certain nombre de caractéristiques physico-chimiques. Il est très hydrosoluble, stable à la lumière, peu sensible à l'oxydation, mais il est en revanche facilement détruit par la chaleur. Il est le constituant fondamental du coenzyme A. Il intervient ainsi dans les réactions permettant la libération d'énergie à partir des glucides et des acides gras. Il participe par ailleurs aux synthèses des acides gras et de nombreux autres composés comme les stérols (parmi lesquels certaines hormones sexuelles). De manière générale, il active le métabolisme tissulaire, en particulier au niveau de la peau, des muqueuses et du cuir chevelu.

Comme son nom l'indique, l'acide pantothénique est présent dans de nombreux aliments ; les carences sont donc tout à fait exceptionnelles. Cependant, chez des individus mal nourris, le risque de subcarence existe, parallèlement à celui des autres vitamines du groupe B. La quantité journalière conseillée à un homme adulte est de dix milligrammes par jour.

Il convient de noter que les usages médicamenteux ayant pour but de traiter la chute des cheveux (associés à la biotine) ou d'accélérer la cicatrisation, correspondent à des doses de l'ordre du gramme par jour ; de telles quantités sont sans aucun rapport avec les doses alimentaires conseillées.

Quantités d'aliments fournissant à un adulte
la moitié de sa ration journalière de vitamine B5
(pour un enfant, il en faut à peu près le tiers)

Jaune d'œuf	50 grammes
Foie (veau, agneau, génisse)	60 grammes
Foie de volailles, rognon, cervelle (agneau, veau, porc)	150 grammes
Germe de blé, œuf entier	250 grammes
Viande	400 à 800 grammes
Poulet, lentille, noisette	450 grammes
Ris (agneau, veau), poulet, brocolis, noix	500 grammes
Boudin noir, huître	700 grammes
Poisson, lait	1 000 à 2 000 grammes
Fruits, légumes	2 000 grammes
Riz blanc	800 grammes
Riz complet	300 grammes

Charpenter le corps et l'esprit avec la vitamine B6

La vitamine B6 permet de surmonter l'asthénie, de vaincre l'irritabilité, de détourner la dépression. Grâce à elle, le sang joue son rôle au mieux, la peau et les muqueuses sont efficaces.

Par exemple, la prise quotidienne de contraceptifs chez les jeunes femmes entraîne un besoin accru de vitamine B6, donc un risque de déficit pouvant déclencher parfois des troubles des règles, des manifestations dépressives, de l'agressivité (qui est appelé syndrome prémenstruel). La vitamine B6 prescrite à dose thérapeutique permet alors de faire régresser certains symptômes. Il faut également souligner que les vieillards présentent un risque relativement important de déficience en B6.

Des possibilités de déficit peuvent survenir quand l'alimentation est très hyperprotéique, ce qui accroît les besoins ; mais les carences sont souvent dues surtout à une réelle malnutrition ou à la prise de médicaments présentant une activité antivitaminique. Chez le nourrisson, des convulsions liées à la carence en vitamine B6 ont été observées au cours de certains types d'allaitement artificiel...

Trois substances extrêmement voisines d'un point de vue chimique (la pyridoxine, la pyridoxamine et le pyridoxal) présentent une activité vitaminique B6. Cette vitamine recèle une importance considérable et participe comme coenzyme (une petite molécule qui s'attache à une enzyme, pour la rendre active, efficace) à de très nombreux systèmes enzymatiques (plus d'une cinquantaine ont été dénombrés). Elle possède une action importante dans les processus métaboliques cérébraux, entre autres dans la synthèse de certains neurotransmetteurs qui assurent la communication entre les neurones. Elle sert de coenzyme à tous les grands processus fondamentaux. C'est pourquoi son importance biologique est exceptionnelle. Elle intervient aussi dans la dégradation et la synthèse des acides aminés, dans les relations entre le métabolisme des acides aminés et celui des glucides, dans la dégradation du glycogène par le muscle lors du travail musculaire et dans de nombreuses autres réactions indispensables à la vie, telles que la synthèse de l'hème de l'hémoglobine, molécule d'intérêt considérable car elle contient du fer et assure le transport de l'oxygène.

Les besoins quotidiens en vitamine B6 sont d'un peu plus de deux milligrammes chez l'adulte ; chez la femme enceinte ou allaitante, ils sont légèrement supérieurs.

D'après les enquêtes nutritionnelles récentes, l'apport vitaminique B6 se trouve en moyenne, en France, dans une bonne variété d'aliments :

	Apport en vitamine B6
Viandes, poissons, œufs	25 à 30 %
Pain, céréales, pommes de terre	20 à 30 %
Légumes et fruits	20 %
Produits laitiers	10 à 20 %
Autres aliments	5 à 10 %

La vitamine B6 est assez stable. Dans les aliments, les pertes les plus importantes (du dixième à la moitié) sont provoquées par sa dissolution dans l'eau lors de la cuisson.

Les aliments les plus riches sont le jambon, la cervelle et le foie, ainsi que la viande, les lentilles et les noix ; et même certains fruits comme les bananes et les noisettes.

Quantités d'aliments fournissant à un adulte la moitié de sa ration journalière de vitamine B6
(pour un enfant, il en faut à peu près le tiers)

Jambon, cervelle (porc)	40 grammes
Foie (veau, génisse), germe de blé, noix, lentille	120 grammes
Bœuf, veau, mouton, poulet	150 à 500 grammes
Foie (volaille), avocat, banane, noisette	250 grammes
Chou, pomme de terre, salade, haricot, épinard	500 grammes
Poissons, fruits et légumes	500 à 5 000 grammes
Œuf	1 000 grammes
Lait	2 000 grammes
Riz blanc	500 grammes
Riz complet	150 grammes

La force biologique avec l'aide de la vitamine H ou B8

La biotine, au nom si bien choisi, favorise un meilleur contrôle du poids, évite la fatigue et l'anorexie. Les ongles, la peau, les cils, les sourcils et les cheveux sont superbes. Elle joue un rôle particulièrement important, comme coenzyme, dans le métabolisme des glucides et des lipides. Cette vitamine possède certaines particularités physico-chimiques intéressantes : elle est dissoute dans l'eau, stable à la lumière, à la chaleur, à l'air.

Il n'existe pas de carences spontanées chez l'homme, ou tout au moins aucune n'a pas été clairement mise en évidence. Cependant, de très rares cas liés à une consommation très exagérée de blanc d'œuf cru, qui contient de l'avidine (un antagoniste de la biotine), m'ont permis de constater des altérations de la peau, des muqueuses, des syndromes neurologiques non spécifiques ; tous ces symptômes disparaissent après un apport de biotine. La cuisson de l'œuf libère la biotine. Gober un œuf cru est donc une erreur... Paradoxalement, manger cru un aliment très riche en biotine provoque une carence en cette vitamine, car elle reste alors inaccessible ! En revanche, la cuisson le transforme en un véritable trésor.

On admet que la flore intestinale apporte une contribution significative, mais non clairement évaluée, à la couverture des besoins journaliers. L'estimation des quantités nécessaires que doivent renfermer les aliments est donc difficile. En alimentation parentérale exclusive (c'est-à-dire lorsque les aliments sont introduits dans l'organisme par une autre voie que le tube digestif, les veines en particulier), des apports quotidiens de soixante microgrammes pendant plus de six mois chez l'adulte ont suffi à empêcher l'apparition de signes de déficience. Cette quantité représenterait par conséquent l'apport physiologique suffisant pour éviter la pathologie ; mais, en réalité, la dose optimale n'est pas déterminée. Elle serait de l'ordre de cinquante à quatre-vingts microgrammes par jour chez l'enfant, de cent chez l'adulte.

Ne pas effeuiller le système nerveux : la vitamine B9

La vitamine B9 (ou acide folique) entretient un bon sommeil, assure une mémoire efficace, évite irritabilité et fatigue ; elle permet au sang d'assurer ses fonctions avec succès, en particulier celle d'oxygénation des organes. Globalement, grâce à elle, toutes les divisions et multiplications des cellules, toutes les croissances, se feront avec succès. Elle intervient dans la genèse et la prévention des anomalies embryonnaires de nonfermeture du tube neural dont les manifestations sont le *spina-bifida*, l'anencéphalie, l'exencéphalie. Ces effroyables malformations ont une fréquence plus élevée dans les populations défavorisées des pays celtes, en particulier en Grande-Bretagne, où les études épidémiologiques les plus poussées ont été réalisées. Aux États-Unis, la très sévère Food and Drug Administration ne permet que cinq allégations nutritionnelles : l'une d'elles concerne les folates, qui empêchent les malformations du système nerveux. Leur activité est pratiquement toujours associée à la présence de vitamine B12. Leur absence, elle, est à l'origine de certains types d'anémie, qui ont été très étudiées expérimentalement sur l'animal.

Les folates représentent un groupe de composés qui ont une structure chimique commune, l'acide ptéroylglutamique, plus connu sous le nom d'acide folique. Il a d'abord été isolé à partir de la feuille (d'épinard), d'où son nom. La biodisponibilité des folates est très variable selon les aliments, en raison notamment de l'inhibition exercée par certains aliments acides, comme le jus d'orange ou la tomate, sur le système nécessaire à l'absorption de la vitamine (notamment une enzyme répondant au nom charmant de conjugase intestinale). Cette biodisponibilité se situerait en moyenne, selon les expérimentateurs, entre 50 et 70 %. Comme pour le fer, on sait que l'absorption des folates augmente lorsque les réserves du corps diminuent. En moyenne, l'apport alimentaire quotidien moyen des Français est globalement satisfaisant : les deux tiers de cet apport sont couverts par les fruits et légumes.

Toutefois, il existe de fortes variations individuelles. Une fraction non négligeable de la population souffre d'un déficit d'apport alimentaire, elle présente donc un risque de déficience biologique de folates. Certaines tranches d'âge ou catégories de population paraissent, d'après de récentes enquêtes françaises, plus vulnérables : les adolescents, les femmes jeunes et les personnes âgées. On peut situer la prévalence (c'est-à-dire le nombre de cas) de la déficience entre 5 et 10 % des sujets dans chacune de ces catégories.

Par ailleurs, les besoins en folates sont accrus lors de la survenue d'infections, de lésions intestinales, de pertes sanguines dues aux parasitoses ou à divers traumatismes. D'autre part, certaines situations, non physiologiques, peuvent induire des besoins supplémentaires : tabagisme, consommation d'alcool ou de certains médicaments. Les anti-épileptiques ou les antimitotiques (des médicaments qui empêchent la multiplication des cellules tumorales), utilisés en chimiothérapie anticancéreuse, sont les plus impliqués ; comme le sont aussi, à un moindre degré, les contraceptifs oraux ou l'aspirine. L'acide folique intervient également dans le métabolisme de l'alcool éthylique, il contribuerait en effet à résorber l'excès d'anions superoxyde produits par l'oxydation de l'alcool.

L'apport vitaminique B9, chez les adultes français, se répartit, en moyenne, selon les sources alimentaires suivantes :

	Apport en vitamine B9
Légumes et fruits frais	50 %
Pain, céréales, pommes de terre	20 %
Viandes, poissons, œufs	15 %
Produits laitiers	10 %
Autres aliments	5 %

L'acide folique est relativement fragile. Il est sensible à l'oxydation et aux agents chimiquement réducteurs, ainsi qu'à la lumière et aux milieux alcalins. Une partie importante de l'acide folique peut être entraînée dans l'eau de cuisson, il est détruit par une ébullition prolongée. De ce fait, les pertes dans les aliments peuvent atteindre la moitié de la teneur initiale. Il est en revanche bien protégé en milieu acide et en présence d'agents anti-oxygène, dont le meilleur est l'acide ascorbique, c'est-à-dire la vitamine C.

Les aliments riches en acide folique sont le foie (insuffisamment consommé, encore, puisqu'il n'apparaît pas en tête parmi les aliments les plus utilisés par les Français), l'œuf et un grand nombre de légumes. Les folates se trouvent en quantité appréciable dans les légumes verts, les graines (maïs, pois chiches), les amandes, ainsi que dans les châtaignes, le foie et le jaune d'œuf. En revanche, ils sont rares dans les produits laitiers, si ce n'est dans certains fromages fermentés.

Quantités d'aliments fournissant à un adulte
la moitié de sa ration journalière de vitamine B9
(pour un enfant, il faut à peu près le tiers)

Foie	25 grammes
Jaune d'œuf	40 grammes
Foie (veau, agneau, génisse), brocolis, haricot blanc, noix	50 grammes
Asperge, épinard, germe de blé, châtaigne, poireau	100 grammes
Rognon	125 grammes
Fromage	150 à 500 grammes
Lait, œuf entier, épinard, carotte, chou-fleur, radis	250 grammes
Viande de porc, bœuf, veau	300 à 900 grammes
Chou rouge, salade	300 grammes
Lentille	400 grammes
Cervelle, jambon, concombre, haricot vert	500 grammes
Ris (veau, agneau)	100 grammes
Fruits et légumes	1 000 à 3 000 grammes
Riz blanc	600 grammes
Riz complet	350 grammes

Bon sang, bonne tête : la vitamine B12

C'est la vitamine du dynamisme du cerveau et du corps. En effet, en clinique humaine comme chez les modèles animaux, la carence en vitamine B12 (ou cobalamine) se caractérise en partie par les mêmes troubles que la carence en acide folique : anomalies hématologiques, mais aussi troubles neurologiques et psychiques.

Bien plus, les signes neurologiques peuvent précéder de loin les signes hématologiques, or un diagnostic précoce est indispensable pour éviter les atteintes irréversibles du système nerveux ! Il s'agit de pertes de mémoire, de douleurs et de sensations anormales aux extrémités des membres, de refroidissement, d'engourdissement, de sensations de brûlure, de difficultés de la marche. Parfois, le malade se plaint d'avoir les jambes sans repos, il ressent le besoin irrésistible de bouger les membres, de déambuler, ce qui le soulage en général. La carence grave peut même le confiner au lit.

Historiquement, la mise en évidence de la vitamine B12 fut le résultat de la démonstration de l'action anti-anémique du foie de veau, qui est capable d'arrêter l'évolution de la maladie de Biermer, une maladie tout à fait particulière.

La vitamine B12 se trouve surtout dans le foie et les reins : deux à cinq milligrammes sont stockés dans le foie. Cette énorme réserve est à mettre en parallèle avec les besoins journaliers, qui sont d'environ trois microgrammes par jour. Le stock hépatique couvre théoriquement les besoins pendant plus d'une année ; malgré cela les carences sont loin d'être rares !

Aucun animal, aucun végétal supérieur ne possède de matériel génétique permettant la synthèse de la vitamine B12. En effet, les cobalamines sont exclusivement synthétisées par les micro-organismes, bactéries et levures. Dans l'alimentation humaine, la vitamine B12 est exclusivement présente dans les aliments d'origine animale : viandes, œufs, crustacés, poissons, lait et dérivés. Les viandes bovines en sont particulièrement riches, du fait de la synthèse par une flore intestinale, qui est importante d'une manière générale chez les ruminants.

La France est un pays amateur et consommateur de produits animaux et d'œufs. De ce fait, les carences d'apport ne concernent que des groupes restreints d'individus végétariens ou végétaliens, en particulier chez les jeunes enfants et les nourrissons. Mais elles peuvent aussi avoir pour origine des troubles métaboliques ou gastro-intestinaux, éventuellement congénitaux ; ou encore être causées par le vieillissement, en raison de la déficience du transporteur digestif (le facteur intrinsèque), normalement présent dans le suc gastrique (cette anomalie provoque précisément l'anémie de Biermer).

D'après une enquête nutritionnelle récente, l'apport vitaminique B12 chez les adultes se répartit, en moyenne, selon les sources alimentaires obligatoires et peu diversifiées : les végétariens n'ont évidemment pas été pris en compte dans cette enquête puisqu'ils n'en consomment pas.

	Apport en vitamine B12
Viandes, poissons, œufs	85 %
Produits laitiers	15 %

La vitamine B12 est décomposée par les agents réducteurs (parmi lesquels se trouve... la vitamine C), les acides et les bases. La lumière et l'humidité accentuent cet effet. Dans les conditions normales de préparation des aliments, on considère que les pertes ne dépassent pas un cinquième.

L'homme est omnivore : il doit impérativement manger de la viande, ou des produits animaux. Le foie, les aliments d'une manière générale, et les huîtres sont exceptionnellement riches en vitamine B12. Vive le succès des gastronomes éclairés !

Quantités de produits animaux fournissant à un adulte la moitié de sa ration journalière de vitamine B12
(pour un enfant, il en faut les deux tiers)

Foie de veau, de génisse	2 grammes
Foie de bœuf	4 grammes
Volaille, agneau	8 grammes
Huître, rognon, cœur	10 grammes
Cervelle, ris de veau	15 grammes
Saumon, bar, homard	40 grammes
Viande rouge (bœuf), veau	75 grammes
Viande de porc	150 grammes
Œuf	75 grammes
Fromage	100 grammes
Poulet	400 grammes
Boudin	500 grammes
Lait	1 500 grammes

Voir la vie en rose grâce à la vitamine A

Grâce à elle, bon pied, bon œil. En effet, la vitamine A intervient dans l'organisme de façon primordiale à de très nombreux niveaux : synthèse des pigments visuels, contrôle de la différenciation et de la prolifération des épithéliums (les tissus non vascularisés constitués de cellules juxtaposées réalisant soit une membrane continue, comme dans la peau, soit des formations glandulaires), action sur le système immunitaire ; détoxication hépatique (c'est-à-dire la neutralisation de la toxicité de certaines substances, par le foie), métabolisme des hormones stéroïdes, spermatogenèse, ainsi que dans de très nombreux autres processus.

La carence en vitamine A affecte d'abord la vision. Le premier symptôme est une diminution de l'acuité visuelle dans la pénombre (héméralopie), suivi de l'apparition de lésions de la conjonctive de l'œil, puis de la cornée (xérophtalmie) qui aboutissent à une cécité irréversible, dramatique affection qui frappe encore des millions d'individus dans le monde. Une affirmation populaire, fort répandue, affirme que la consommation de grandes quantités de carottes permet de mieux voir la nuit ; une telle assertion a peut-être contribué à modifier le cours de l'histoire. En effet, au cours de la Seconde Guerre mondiale, la Royal Air Force garda secret quelques temps l'invention du radar grâce à un subterfuge. L'armée répandit le bruit que la précision de tir des pilotes en mission nocturne tenait à leur vision améliorée par les énormes quantités de carottes qu'on leur faisait absorber. Les Allemands se laissèrent abuser un temps, puisqu'ils partageaient évidemment le même préjugé en faveur des carottes.

La carence clinique est rare en France, exception faite de celle causée par des anomalies digestives avec malabsorption. Des enquêtes portant sur de jeunes adultes ont montré que, dans l'ensemble, les hommes ont un statut satisfaisant ; en revanche, un quart des femmes aurait un statut limite, par mauvaise alimentation. Des carences sont aussi malheureusement à craindre chez les jeunes enfants (le nouveau-né ne possède que de très faibles réserves hépatiques, il dépend de la qualité de l'allaitement), chez les personnes dont l'alimentation est déséquilibrée, chez celles qui sont atteintes d'affections digestives ou exposés à des nuisances particulières (tabac, alcool) ainsi que chez les personnes âgées dont les conditions économiques, sociales et affectives sont défavorables, aggravant leurs troubles métaboliques et leurs difficultés d'absorption intestinale.

En réalité, l'alimentation doit fournir les deux micronutriments : rétinol et caroténoïdes. Ces derniers sont essentiellement d'origine végétale. Parmi eux, le bêta-carotène devrait représenter près des deux tiers de l'activité vitaminique A de la ration exprimée en équivalent rétinol. Car dans les aliments, deux sources de vitamine A sont disponibles : le rétinol, d'origine animale et les provitamines A (surtout le bêta-carotène) d'origine végétale.

La vitamine A illustre parfaitement l'affirmation selon laquelle tout est affaire d'équilibre et que l'efficacité réside dans la coopération des nutriments. L'absorption (de la vitamine et de ses précurseurs) requiert une sécrétion biliaire satisfaisante, l'assimilation des caroténoïdes étant par ailleurs favorisée par la présence de matières grasses. Un apport protéique suffisant est également nécessaire. En effet, la mobilisation hépatique du rétinol implique une liaison avec deux protéines importantes. Toutes deux sont synthétisées par le foie, dont le métabolisme est diminué par la dénutrition protidique.

La vitamine A est mise en réserve essentiellement dans le foie ; au-dessus de certaines concentrations, il y a risque d'intoxication, c'est-à-dire que le trop est l'ennemi du bien. L'intoxication aiguë se caractérise par des céphalées, somnolences, des lésions inflammatoires des lèvres (chéilites), des troubles cutanés, une cirrhose, des hémorragies. Ces troubles sont observés chez l'adulte pour une ingestion (souvent iatrogène, c'est-à-dire provoquée par des thérapeutiques) d'une quantité de l'ordre de cinq cent mille équivalents rétinol. Chez l'enfant, plus sensible, des phénomènes toxiques sont déclenchés par des doses dix fois plus faibles. Elle pouvait entraîner de graves signes d'hypertension intracrânienne. Le tableau clinique se complète de douleurs et d'anomalies osseuses. Les risques squelettiques sont toutefois atténués si l'apport en vitamine D est suffisant.

L'intoxication chronique est généralement induite par des conduites alimentaires déviantes ou inadaptées (consommation très excessive de foies de poissons très riches en vitamine A) ou par une automédication effrénée. Le seuil de toxicité n'est pas nettement fixé : il serait de l'ordre d'une dizaine de fois l'apport conseillé. Les accidents surviennent après des mois (et parfois des années) de surconsommation.

Un apport surabondant en vitamine A chez la femme enceinte est responsable, chez le fœtus, de malformations des oreilles, du massif facial et du système nerveux. L'apport journalier pour la femme enceinte ne devrait jamais excéder trois mille équivalents rétinol. Le bêta-carotène, d'origine végétale, ne paraît pas présenter de danger dans ce domaine.

On trouve l'apport de vitamine A, exprimé en équivalent rétinol (rétinol + bêta-carotène), dans les sources alimentaires suivantes :

	Apport en vitamine A
Légumes et fruits	30 à 35 %
Viandes, poissons, œufs	30 à 35 %
Produits laitiers	15 à 20 %
Matières grasses	15 %
Pain, céréales, pommes de terre	0,5 %

La part du bêta-carotène et du rétinol dans les apports alimentaires serait respectivement d'environ un tiers pour le premier, deux tiers pour le second ; mais les écarts sont très importants.

La vitamine A est sensible à l'oxydation et craint donc l'oxygène, les catalyseurs d'oxydation, la lumière et la chaleur. Les techniques pratiquées dans les industries laitières (pasteurisation, stérilisation, upérisation) ne provoquent pas de pertes très importantes, car ces traitements ont lieu sans renouvellement d'air. En revanche, l'ionisation et surtout la cuisson-extrusion sont beaucoup plus destructrices. Dans les aliments, la présence de matière grasse non oxydée et de vitamine E joue pour elle un rôle protecteur. Le bêta-carotène est toutefois partiellement entraîné dans les eaux de cuisson. Lors de la cuisson des aliments, on estime que les pertes vitaminiques A n'excèdent pas le cinquième.

Le foie, le lait, le beurre, les œufs, les poissons sont riches en rétinol ; les légumes verts, carottes, tubercules colorées, fruits jaunes et orange sont de bonnes sources de caroténoïdes.

L'adjonction d'huile (insaturée si possible, évidemment) multiplie par au moins deux le passage du bêta-carotène de l'intestin vers notre organisme : les carottes crues râpées en vinaigrette sont donc plus intéressantes que les carottes à la croque, même au sel, façon lapin.

Les aliments d'origine animale fournissent donc directement la vitamine A toute manufacturée, alors que ceux d'origine végétale contiennent un précurseur qui doit être transformé par le corps. La vitamine A d'origine animale est donc six fois plus efficace que la provitamine A trouvée dans les végétaux. Mais il a été récemment démontré que le bêta-carotène présente un intérêt biologique direct par lui-même. Il faut donc que l'alimentation apporte approximativement moitié vitamine A (produits animaux) et moitié provitamine A (produits végétaux) simultanément.

Quantités d'aliments fournissant la moitié de la ration journalière de vitamine A

Huile de foie de morue	1,5 gramme
Foie de dinde	2 grammes
Bœuf, porc, mouton, poulet, foie de veau	7 grammes
Carotte, épinard, persil	25 grammes
Fromage	40 grammes
Cresson, endive	45 grammes
Beurre, jaune d'œuf	50 grammes
Melon, courge, abricot	125 grammes
Cresson, tomate, cerise	165 grammes
Poisson, fromage	200 grammes
Asperge, haricot vert, salade	300 grammes
Huître	500 grammes
Lait, maïs	750 grammes

Le magnésium : éloigner la spasmophilie

Outre les vitamines, les minéraux interviennent directement dans les mécanismes complexes qui assurent la vigilance, l'attention, le dynamisme, l'efficacité. Parmi ces minéraux, le magnésium occupe une place toute particulière.

Oligo-élément d'importance considérable, bien connu car impliqué dans la spasmophilie, le magnésium constitue un élément catalytique et plastique majeur en biologie, y compris humaine. La spasmophilie constitue un état caractérisé par des manifestations de tétanie, sans que le calcium soit quantitativement réduit dans l'organisme. Le mécanisme étant inconnu pour le moment, l'existence même de la maladie est discutée. D'autant qu'on lui met beaucoup trop de choses sur le dos.

Le capital magnésique (vingt-quatre grammes chez un adulte) se situe pour plus de la moitié dans l'os et pour un quart dans le muscle squelettique. Le reste se répartit dans l'ensemble de l'organisme, surtout dans le système nerveux et les organes qui présentent une activité métabolique importante, myocarde, foie, tube digestif, reins, glandes, système hémo-lymphatique. Son rôle est double, il est structural et métabolique. Il constitue un stabilisateur des divers organites cellulaires. Il participe par ailleurs à tous les grands métabolismes : oxydoréductions, régulations ioniques, physiologie de tous les organes.

Un apport alimentaire magnésique marginal peut entraîner des conséquences pathologiques. Celles-ci ont été bien analysées par l'expérimentation animale : hyperexcitabilité neuro-musculaire, troubles immunologiques, atteintes cardio-vasculaires, anomalies gravidiques maternelles et fœtales. En clinique humaine, la forme principale d'expression de la déficience magnésique primaire est représentée par la tétanie latente, avec ou sans prolapsus de la valve mitrale dans le cœur, avec ou sans allergie ou pseudo-allergie. Enfin, le déficit magnésique constitue un facteur de risque cardio-vasculaire et gravidique, tant pour la mère que pour l'enfant. Une déficience d'apport entraîne évidemment un bilan négatif (les pertes sont supérieures aux apports alimentaires), mais des processus d'adaptation complexes assez mal connus, permettent de réduire les dépenses pour attendre un nouvel équilibre. Ainsi, même sur une durée prolongée, la santé des sujets carencés n'est pas gravement altérée.

Les besoins magnésiques ne peuvent être valablement définis

qu'en fonction de multiples facteurs génétiques ou extérieurs à l'individu. Ils peuvent être modifiés par chaque étape du métabolisme de l'oligo-élément : absorption, circulation, stockage et excrétion. Toutefois, l'influence des autres nutriments s'exerce le plus nettement au niveau de l'absorption. Il apparaît particulièrement important de maintenir un rapport entre le calcium et le magnésium proche de deux dans l'alimentation.

Composition moyenne de quelques « eaux minérales » françaises (mg/100 ml)

	Mg	Ca	K
Charrier	0,04	0,03	0,03
Volvic	0,6	1	0,5
Vichy Célestin	1,2	6,7	7,0
Vichy Saint-Yorre	1,2	7	13,0
Évian Cachat	2,5	7	0,1
Vittel grande source	3,8	21	0,2
Contrexéville source légère	4,7	49	1,0
Contrexéville Pavillon	5,3	53	0,3
Vittel Hépar	11,0	55	0,4

Source : Dupin.

Quantités d'aliments fournissant à un adulte la moitié de sa ration journalière de magnésium
(pour un enfant, il en faut environ le quart)

Bigorneau, cacao	40 grammes
Chocolat, escargot	60 grammes
Amande, germe de blé	80 grammes
Haricot blanc, cacahuète	100 grammes
Pois sec, noisette, noix	130 grammes
Palourde, lentille, maïs, bette	175 grammes
Cœur, épinard, châtaigne, datte, pruneau	350 grammes
Riz blanc	400 grammes
Riz complet	130 grammes
Huître	500 grammes
Poulet	800 grammes
Poisson, viande	700 à 1 200 grammes
Fruits, légumes	1 000 à 2 000 grammes
Lait entier	2 000 grammes

Le déficit magnésique peut concerner jusqu'à un cinquième de la population, quand l'apport moyen journalier n'est que légèrement supérieur à quatre milligrammes par kilogramme de poids corporel.

Les apports magnésiques capables de prévenir, dans les pays développés, les bilans magnésiques négatifs, et leurs conséquences, se situent aux environs de quatre cents milligrammes par jour. Cet apport doit être augmenté au cours de la grossesse (majoré d'environ un bon tiers).

L'apport magnésique est généralement directement correlé à l'apport calorique : en effet, la plupart des aliments riches en magnésium amènent aussi les calories en nombre, comme par exemple le chocolat et les fruits secs. Sa biodisponibilité, comme sa place dans la ration (par exemple fruits de mer, céréales entières) sont d'importance inégale dans un régime usuel. En pratique, il convient de privilégier l'alimentation traditionnelle et variée par rapport à l'alimentation « rapide » moderne, type snacks, viennoiseries et confiseries, qui sont pauvres en de multiples nutriments, dont le magnésium. D'où l'intérêt d'un complément alimentaire, lecitone magnésium.

À titre de comparaison, il y a autant de magnésium dans cent soixante-dix grammes de chocolat au lait, que dans un litre de lait. Mais, bien évidemment, le lait contient beaucoup plus d'eau que le chocolat ! Parmi les diverses sources possibles, le magnésium de l'eau ou celui du lait occupe donc une place de choix. Il faut noter que le lait est plus riche en magnésium que les eaux minérales magnésiées. Le magnésium peut être naturellement présent dans l'eau, ou provenir de l'adjonction d'un sel soluble à l'eau ordinaire. Sa biodisponibilité est alors excellente et son ingestion ne pose évidemment pas de problème de densité nutritionnelle, car dans ce cas, il n'est évidemment pas accompagné de calories. À fond la forme grâce à quelques boissons judicieusement choisies !

Chapitre 2

Vrais et faux stimulants

Comment réveiller, attiser, exciter, enflammer, séduire le système sensoriel ? Comment enflammer ses neurones sans se brûler les ailes ?

Coup de fouet et chape de plomb

Un petit noir et des épices !

Le café, comme le thé d'ailleurs, en maintenant les neurones en alerte, favorise la mémorisation, car le corps et la tête assoupis ne sont pas dans un état propice aux performances.

Afin d'attiser le corps et l'esprit, tout en rendant les aliments mangeables pour assurer la prise de l'indispensable variété, les épices ont toujours occupé une place de choix. Leur consommation est très certainement ancienne, elle est universelle. Pour la France, c'est la Méditerranée qui a favorisé la découverte et l'utilisation des denrées exotiques. Longtemps avant la conquête romaine, les Phéniciens fournissaient les avides Gaulois de la région provençale. Seuls les habitants des régions centrales de l'Europe en étaient réduits à l'utilisation exclusive de productions locales, telles que baies de genièvre, brou de noix, benjoin gaulois. Très grossier, le pain d'alors était parfois relevé de marjolaine et d'anis. Des modes culinaires plus raffinés s'installèrent peu à peu avec l'arrivée des Romains. Les Francs parfumèrent leurs vins avec anis, absinthe, romarin, myrte... ce qui leur conférait des propriétés excitantes en prime. Il n'y a pas si longtemps, au début du XXe siècle, les Bretons de l'Armor récoltaient encore les fruits noirs du *Smyrnium olusastrum* sous le nom de poivre, en raison de leur saveur brûlante. Les plantes aromatiques présentent un intérêt double : elles donnent un goût subtil et elles protègent, par exemple contre le rancissement : ce sont de superbes anti-oxygènes. Le romarin en est l'exemple le plus spectaculaire.

La vitamine C

L'effet tonique de cette vitamine est bien connu ; il est d'ailleurs largement exploité. L'homme doit en user, il peut même en abuser sans trop de risques.

La presque totalité des espèces animales est capable d'effectuer la synthèse de l'acide ascorbique plus connu sous le nom de vitamine C. Cependant, l'homme, les primates et quelques animaux comme le cobaye, ont perdu, au cours de l'évolution, l'enzyme nécessaire à sa biosynthèse : ils doivent donc impérativement en recevoir dans leur alimentation. Sinon la performance connaît moins de succès, la compétitivité diminue, la mollesse s'installe, puis la maladie, appelée scorbut, se met en place.

Le scorbut constitue une pathologie connue depuis très longtemps. Il provoque des douleurs dans les articulations, des hémorragies des microvaisseaux sanguins qui irriguent les muqueuses, la réouverture des plaies anciennes, une perte de poids. Il induit des troubles de l'ossification, des altérations des gencives, une grande fatigabilité, une moindre résistance aux infections, de violentes douleurs. La mort peut même être l'issue si la carence n'est pas traitée. Si la maladie, sous son apparence typique, est devenue rare, des formes frustes ne sont pas exceptionnelles dans les sociétés dites avancées, mais dont l'alimentation est, quant à elle, quelque peu dégénérée.

Le mot scorbut a des racines russes : *skrobata* qui a été déformé par les Hollandais *scheurbak*. Ascorbique signifie : qui s'oppose au scorbut. Celui-ci survient lorsque les fruits et les légumes crus font défaut dans la nourriture pendant un temps prolongé (trois à six mois). Déjà décrit par les Romains, on l'appela plus tard « peste », lors de la septième croisade, car il apparaissait de façon épidémique dans des places fortes assiégées ou dans les équipages de navires lors de voyages prolongés. Il rendait les combattants inefficaces, les exploits militaires n'étaient plus au rendez-vous. Il tuait beaucoup plus que les batailles ou les naufrages ! L'épuisement des réserves physiologiques de l'organisme survenait sensiblement dans le même délai chez la plupart des individus soumis au même régime carencé, laissant croire à une épidémie. Le scorbut frappait donc avec prédilection les soldats, les marins, c'est-à-dire les individus soumis, lors de longues campagnes, à toutes sortes d'efforts physiques et psychiques au cours desquels le besoin en vitamine C s'accroît. Les chercheurs d'or, il y a cent trente ans, l'ont subi en Californie comme ceux de l'Alaska il y a moins d'un siècle.

Certains épidémiologistes, observateurs prétendument avisés de l'époque, proposaient comme traitement du scorbut le changement d'air, car ils n'avaient pas manqué de noter une très forte corrélation entre le temps passé en mer et le risque d'attraper la maladie, d'où la conclusion apparemment logique que l'air marin était tout à fait mauvais ! C'est le prototype de raisonnement biaisé, le plus fréquent, donnant une relation de cause à effet à deux événements qui se succèdent, mais ne sont qu'artificiellement mis en relation. Dans un autre domaine, avant que la pollution ne perturbe les migrations, il existait clairement une relation entre le nombre d'Alsaciens et le nombre de cigognes, ce qui ne constitue pas la preuve que ces charmants volatiles amènent les nouveau-nés ! En fait, plus il y a d'habitants, plus il y a de maisons, de toits, de cheminées et donc de nids...

Anecdote émouvante, des marins mourants du scorbut furent abandonnés sur une île des Caraïbes, où ils survécurent et guérirent en mangeant des fruits, avant d'être recueillis, un peu plus tard, par un bateau portugais. Ce rétablissement parut tellement miraculeux qu'ils donnèrent à cette île le nom de « guérison », *curaçao* dans leur langue, nom qui lui est d'ailleurs resté jusqu'à nos jours... Jadis, cette maladie était fréquente parce qu'il était difficile de conserver et de transporter des aliments contenant la vitamine C. Bien que les voyageurs les plus perspicaces, sinon les plus intelligents, aient exprimé l'opinion que le jus d'agrumes, oranges, citrons et limettes (les citrons verts) était un bon substitut de fruits et légumes frais pour la prévention du scorbut, leur proposition ne fut pas retenue. Les jus de fruits étaient chers, de sorte que les commandants et les propriétaires de bateaux préféraient trouver opportun d'être sceptiques, car économique. Dans cette controverse, quelques essais furent entrepris toutefois pour trouver une solution : les jus d'oranges, de citrons et de limettes furent bouillis pour en faire un sirop. Mais ce fut un échec. En effet, on sait maintenant que l'acide ascorbique est presque entièrement détruit par une longue cuisson. La controverse sur la valeur du jus d'agrumes frais continua donc de plus belle. L'Amirauté britannique en 1795 ordonna cependant de donner aux marins une ration quotidienne de jus de limettes frais. Le scorbut disparut aussitôt de la marine, ce qui lui permit d'asseoir sa suprématie sur les mers lointaines. Depuis cette pratique salutaire, le marin britannique est d'ailleurs surnommé *lime-juicer* ou *limey*.

Aujourd'hui, l'avitaminose ne survient plus que chez le nourrisson ne recevant ni supplémentation en vitamine C, ni jus de fruits frais. Elle est exceptionnelle chez l'adulte, mais moins rare chez le vieillard, lorsqu'il est plus ou moins délaissé et se nourrit depuis au moins deux mois uniquement de conserves anciennes. Car la vitamine C est sensible à la température ambiante de stockage des boîtes. Chez le nourrisson, jusqu'à huit mois et s'il n'est pas nourri au sein une maladie évoquant une leucémie peut même être observée. Le diagnostic repose essentiellement sur l'enquête alimentaire qui montre l'absence d'absorption de fruits ou de légumes frais depuis plusieurs semaines. Le scorbut ne se voit guère, exceptionnelle faveur, dans les pays sous-développés où la consommation de fruits frais est généralement facile.

La vitamine C est par ailleurs un formidable auxiliaire technologique. Si l'on ne devait extraire la vitamine C utilisée actuellement par l'industrie agro-alimentaire qu'à partir des sources naturelles, il faudrait une surface de verger aussi vaste que la planète, océan compris, affirme Olivier Hurstel, responsable du Centre d'étude et d'information des vitamines. On doit donc la synthétiser pour couvrir les besoins de l'activité humaine.

Le rôle de la vitamine C est évidemment clairement démontré : fonction hormonale, surrénalienne, thyroïdienne, sexuelle ; métabolisme du fer, des glucides, lipides, protéines et acides aminés (en particulier tyrosine et proline) ; métabolisme musculaire et cérébral ; contrôle de l'ossification ; lutte contre les infections bactériennes et virales ; enfin, la vitamine C participe aux mécanismes des défenses immunitaires. Elle intervient aussi dans le métabolisme de l'histamine, qui module les réponses endocriniennes et allergiques. Des résultats expérimentaux récents ont démontré l'effet bénéfique exercée par la vitamine C dans la prévention du développement tumoral.

Une bonne dose régulière de vitamine C divise par quatre le risque de cataracte. En effet, elle joue un rôle important dans diverses réactions d'oxydation qui mettent en jeu l'oxygène moléculaire. Ses propriétés réductrices et sa réaction avec les radicaux libres oxygénés semblent être au centre de ses fonctions biologiques. Certains ont même déterminé une relation entre le taux de vitamine C dans le sang et le quotient intellectuel : celui-ci ferait un bond de quatre unités lorsque la concentration plasmatique de vitamine C augmente de moitié !

Les propriétés chimiques interviennent directement, par exemple, dans la synthèse du collagène (protéine complexe, composant essentiel des tissus conjonctifs, la peau par exemple ;

elle se transforme en gélatine sous l'action de l'eau bouillante). Sa déficience est responsable de l'un des symptômes essentiels du scorbut : l'anomalie de trabéculation (la formation de réseaux) du tissu conjonctif. Le collagène peut cependant se former en absence d'acide ascorbique, mais les fibrilles sont alors peu nombreuses et porteuses d'anomalies. Cette anomalie du collagène explique les hémorragies et la réouverture de plaies lors de carences. La fermeture et la guérison de blessures requièrent la génération et le dépôt de collagène à l'endroit même de l'effraction, elle ne peut se réaliser qu'en recourant à la vitamine C, du fait de son rôle dans la synthèse du collagène.

La vitamine C favorise la biosynthèse de la carnitine, nécessaire à l'entrée des acides gras dans les mitochondries, où ils sont oxydés. L'énergie nécessaire à l'effort musculaire prolongé dépend de cette oxydation.

L'acide ascorbique possède aussi de subtiles influences sur l'élaboration et le fonctionnement du tissu nerveux. La biosynthèse de certains neurotransmetteurs (des catécholamines, adrénaline et noradrénaline) requiert la présence d'acide ascorbique (au niveau de la transformation de la dopamine en noradrénaline). La biosynthèse des catécholamines a, du reste, lieu dans des tissus riches en acide ascorbique, comme le cerveau mais aussi la surrénale.

Par ailleurs, l'acide ascorbique pourrait contribuer au recyclage d'une autre vitamine, l'acide folique.

La qualité et la diversité des aliments disponibles rendent peu probable un déficit d'apport en vitamine C, mais il existe néanmoins des individus « à risque » qui doivent rester vigilants. Théoriquement, il n'y a pas possibilité d'hypervitaminose C, car la vitamine est éliminée, comme les autres vitamines dissoutes dans l'eau, par voie urinaire dès que les possibilités normales de stockage sont dépassées. Malheureusement cette élimination s'accompagne d'un rejet de minéraux (calcium, magnésium...) et d'oligo-éléments (fer, cuivre, zinc) ce qui pourrait induire d'autres états carentiels lors de prise de doses trop importantes et répétées.

D'après les enquêtes récentes, l'apport vitaminique C se

répartit, en moyenne en France, selon les sources alimentaires suivantes :

	Apport en vitamine C
Légumes et fruits frais	70 à 80 %
Pommes de terre, pain, céréales	10 à 20 %
Produits laitiers	2 à 5 %
Viandes, poissons, œufs	1 à 2 %

L'organisme contient environ un gramme et demi d'acide ascorbique, stock très limité compte tenu des besoins tissulaires. De quoi tenir une quinzaine de jours pour l'adulte, une bonne semaine seulement pour la femme enceinte.

Les fruits (oranges, citrons et cassis) et légumes (chou blanc, chou-fleur, chou de Bruxelles et brocolis) fournissent l'essentiel de la vitamine C consommée, mais la viande et surtout les abats n'en sont pas complètement dépourvus. Les charcuteries pour lesquelles l'acide ascorbique est utilisé comme substance anti-oxydante peuvent constituer une source complémentaire appréciable.

La teneur en vitamine est très variable pour le même aliment, selon son lieu de culture, sa variété, son mode de cueillette, la durée et la qualité de sa conservation.

La vitamine C est détruite par la chaleur, l'oxydation, la dessiccation, une alcalinisation, même faible. Elle fuit facilement dans les liquides de cuisson. La conservation des légumes et des fruits frais à la température ambiante diminue également la teneur de ces aliments en vitamine C. En revanche, la surgélation et la congélation conservent l'activité vitaminique. Elle disparaît du lait, en partie, lors de la pasteurisation, se dégrade quand les fruits et légumes se flétrissent. Le lait maternel humain apporte la quantité nécessaire de vitamine C, mais ni le lait de vache ni, bien sûr, ses dérivés ne sont satisfaisants.

Les catalyseurs d'oxydation (tout particulièrement les ions métalliques) et la lumière accentuent sa dégradation qui peut atteindre 90 à 100 % lors de cuisson prolongée, de maintien au chaud ou de réchauffage des aliments. Ainsi, un jus de citron chaud qui est resté longtemps bouillant a perdu la presque totalité de sa vitamine C. Les confitures de nos grand-mères, préparées dans un chaudron en cuivre, ne sont pas une idée de génie, sauf si l'ustensile est parfaitement étamé. La cuisson, ajoutée à la présence de cuivre, catalysent en effet sa destruction.

Compte tenu de tous ces facteurs, les quantités quotidiennes consommées sont extrêmement variables d'un individu à l'autre, elles sont malheureusement bien souvent insuffisantes. L'acide ascorbique stimule l'absorption du fer, mais il ne faut pas oublier qu'en excès, il inhibe celle du cuivre et de la vitamine B12.

Quantités d'aliments fournissant à un adulte
la moitié de sa ration journalière de vitamine C
(pour un enfant, il en faut un peu moins de la moitié)

Cassis, persil	20 grammes
Kiwi, goyave	40 grammes
Citron, choux de Bruxelles, raifort	50 grammes
Brocoli, cresson, oseille, fenouil	60 grammes
Orange, fraise, chou-fleur, chou rouge, navet	70 grammes
Groseille, fraise des bois, pamplemousse	100 grammes
Cervelle, ris (veau, agneau), foie (veau, agneau, volaille), ananas, mandarine, radis, poireau, épinards	150 grammes
Melon, pomme, framboise, myrtille, tomate, noix, navet, asperge	200 grammes
Escargot, rognon, pomme, mûre, oignon	300 grammes
Salade, carotte, haricot vert, cerise, banane, pêche	400 grammes
Huître, endive, courgette, concombre	500 grammes
Lait	1 750 grammes
Poulet	2 000 grammes
Viande, poisson	2 000-4 000 grammes

Les drogues : les assassins des neurones

Si la qualité de nombre d'aliments assure l'attention et enflamme la vigilance, certaines substances ingérées pour atteindre les mêmes objectifs sont en réalité de véritables poisons ! Alcool, tabac, drogues « douces », drogues « dures » ? Le premier enlève, à faible dose, les inhibitions dans le comportement, le deuxième calme ; tous deux, consommés avec modération, sont source de plaisirs parfaitement légitimes. Quant aux deux autres, ce ne sont que des escrocs pour le corps et le plaisir, au mieux ; ou des tueuses, au pire.

Il existe en effet deux états différents dans le dérèglement du cerveau par les drogues : les illusions et les hallucinations. Tous deux massacrent les performances du corps et de l'esprit (sauf chez quelques très exceptionnels artistes dont ils exacerbent la créativité induite par une imagination débridée). Les illusions sont des perceptions déformées de l'environnement, les hallucinations sont des perceptions sans objet, pures constructions d'un esprit dramatiquement perturbé par la maladie ou les drogues. Toute drogue se comporte un peu comme un « virus informatique » et désorganise les réactions chimiques imprimées depuis l'enfance dans le circuit cérébral. Le drogué perd sa liberté et n'est plus capable de prendre de décisions, car les circuits de ses neurones sont plus ou moins irrémédiablement enrayés. De ce fait, redoutable utopie, ce n'est pas la performance qui est meilleure, mais simplement l'environnement qui est occulté ! D'où, d'ailleurs, leur utilisation par couardise ou lâcheté. La faim et la fin des illusions.

Face à l'agressivité de l'environnement, aux difficultés de la vie, la défausse tend à devenir systématique. Le succès des anxiolytiques navigue allègrement sur la vague porteuse de la satisfaction maximale au moindre effort, la drogue sur celle des paradis artificiels. L'anxiolytique évite d'emblée de se raisonner et de surmonter son trouble, sans effort personnel. Mais le succès et la performance ne sont sûrement en aucun cas étayés par la politique de l'autruche ou l'usage de produits toxicomanigènes, qui ne peuvent, à plus ou moins long terme, que détruire.

Les prises de produits toxicomanogènes diffèrent selon leur nature et leur présentation. La rapidité des effets recherchés par l'utilisateur constitue un facteur important. Fumé, le toxique passe dans les poumons, rapidement dans le sang, puis dans le cerveau ; quand il est mangé, les effets sont plus longs à se déclencher, car la digestion n'est pas immédiate. Mais cette méthode est néanmoins très prisée, si l'on peut dire.

Les stupéfiants (le nom est suffisamment clair !) et autres drogues peuvent en effet être fumés, inhalés, injectés, mais aussi ingérés ; ils sont donc aussi souvent mangés ou bus, accompagnement redoutable de pâtisseries ou de boissons, quand il ne s'agit pas de tranches de champignon vénéneux !

Le cannabis

L'utilisation et l'usage abusif du cannabis seraient-ils aussi vieux que le monde ? En réalité, ils seraient même plus vieux que l'homme, puisque certains mammifères seraient toxicomanes, comme les éléphants qui s'adonnent paraît-il, joyeusement à l'état d'ébriété. Un traité de botanique extrême-oriental datant du XVe siècle avant notre ère fait état du chanvre indien, décrit sous deux formes : l'une produisant des graines, l'autre des fleurs. Dans le Nord-Est asiatique, le cannabis est connu depuis quatre mille ans environ ; il était généralement fumé, mais aussi mangé. En 90 av. J.-C., Diodore de Sicile affirme que les femmes dissipent leur chagrin ou leur colère en abusant d'un breuvage à base de chanvre. Sa toxicité a toujours été connue, même Napoléon édicta une ordonnance qui en interdisait l'utilisation pendant la campagne d'Égypte. En France, cette drogue eut son heure de gloire. Le célèbre écrivain

Théophile Gautier fut même le fondateur du Club des haschischins de Paris. Avec Verlaine et Baudelaire, il était l'un des apôtres des paradis artificiels. Ce dernier, ayant tout essayé, conclut définitivement que « le haschisch est inutile et dangereux ». Tel est l'avis de l'expert, qui n'apprécie plus les « fleurs du mal ».

En réalité, le cannabis se consomme sous trois formes principales : l'herbe, la résine (haschisch) et l'huile. L'herbe est fumée, mélangée ou non à du tabac, c'est la marijuana du Mexique ou le *bhang* de l'Inde. Elle est aussi souvent mangée, mélangée à des aliments ; elle peut également être bue. La résine, quant à elle, se fume dans des pipes, spécialement conçues pour ce vice ; elle est souvent mélangée avec du tabac, le fameux narghilé fut créé à cet effet. Elle se retrouve aussi dans un certain nombre de spécialités culinaires nord-africaines et orientales, le plus souvent intégrée dans des pâtisseries. L'huile de cannabis est un liquide vert foncé, voire noir. Une goutte est souvent déposée dans une cigarette, pour être fumée ; le joint étant une cigarette roulée et fermée aux deux bouts par torsion, à la manière des bonbons. Certains préfèrent d'ailleurs l'ingérer avec des sucreries, pour que l'absorption en soit plus agréable. Il n'y a pas de petits plaisirs, ni de petits bénéfices.

Cette drogue est très dangereuse ; en particulier chez les adolescents, chez qui elle produit une déconnexion par rapport à la réalité, au moment précis où ils ont un réel besoin de rester en prise avec l'environnement, afin de construire leur personnalité. La toxicité pulmonaire est en outre évidente : le risque de cancer est augmenté. Les premiers signes de mauvais fonctionnement cérébral sont des difficultés de mémorisation. Ensuite, tout va de mal en pis, avec plus ou moins de célérité. La fausse joie mène tout droit à l'échec.

Les opiacés

Sous le nom de pavot, on retrouve plusieurs plantes, dont certaines illuminent nos campagnes. Le pavot à œillette est utilisé pour produire de l'huile d'œillette, exploitée en cuisine et en peinture ; ancêtre de l'huile de colza, dont elle a certaines qualités nutritionnelles, elle fut très largement utilisée au Moyen Âge, avec l'huile de faine de hêtre. Le pavot est aussi recherché pour agrémenter les bouquets, avec ses fleurs multicolores, mais également pour ses graines employées en pâtisserie, et même, tout à fait officiellement, pour produire des alcaloïdes utiles à l'industrie pharmaceutique, pour fabriquer de la morphine.

Il paraît que le pavot était connu dès l'âge de pierre par les habitants de cités lacustres en Suisse. Les prédécesseurs des Helvètes auraient déjà trouvé en lui un moyen de se calmer. Beaucoup plus tard, l'opium fit la gloire de multiples potions, comme le célèbre élixir parégorique. Le pavot français doit subir, après sa moisson, des traitements physiques et chimiques pour qu'il soit possible d'en extraire les alcaloïdes, dont la morphine, car l'espèce et le climat ne permettent pas la production d'opium. Dans la plante, tout contient un peu de morphine, sauf la graine. Les pâtisseries qui les utilisent ne sont donc pas des analgésiques puissants, l'huile qui en est extraite ne constitue pas une drogue. Les vertus de l'opium sont dues à la présence de morphine. Plus grave encore, les chimistes ont fabriqué (par acétylation) un dérivé redoutable : l'héroïne, qui sème sur son passage la déchéance, la ruine et la mort. Le drogué commence par « flasher » : explosion interne, jouissance phénoménale au moment de la prise. Puis vient la « planète », il voyage dans un univers féerique et multidimensionnel. Puis survient la « descente », le retour vers la terrible réalité, vers l'enfer. Dans l'opération, quelques milliers de neurones seront tués, définitivement.

On fume l'opium depuis des siècles dans les pays d'Orient ; son utilisation se fait alors souvent dans un cadre cérémonieux et demande un minimum d'appareillage : pipe, lampe, aiguilles spéciales. Cette mode a connu ses heures de gloire à la fin du XIXe siècle, puis au début du XXe siècle ; elle fut rapportée par de nombreux écrivains tels que les célèbres Pierre Loti ou Claude Farrère.

L'héroïne était fumée par les GI au Viêt-nam, comme elle le

fut auparavant par le corps expéditionnaire français. On mélange des granules d'héroïne à une poudre de base. Puis on place le mélange dans un petit morceau de papier d'étain plié qui est chauffé à la flamme d'une bougie. La fumée dégagée est aspirée à travers un petit tube de bambou ou de papier. Elle monte ou descend suivant les mouvements de la poudre en fusion, rappelant les ondulations de la queue du dragon de la mythologie chinoise. Certains trouvent le petit tube insuffisant, ils le remplacent par le couvercle d'une boîte d'allumettes. C'est alors que l'on a réellement l'air de jouer de l'harmonica, d'où le nom de cette méthode. Une autre version moins courante, consiste à enfoncer quelques granules d'héroïne à l'extrémité d'une cigarette que l'amateur fume en la tenant à la verticale. C'est faire du « tir de DCA ».

La cocaïne

Quoi qu'en aient dit certains, y compris l'illustre Sigmund Freud, la feuille de coca ne présente aucune qualité nutritionnelle, à part les vitamines et les minéraux habituellement présents dans tous les végétaux. Mais il faudrait avaler des kilogrammes de feuilles de coca pour que l'apport représente une fraction intéressante de la dose journalière conseillée de ces nutriments.

Une légende indienne affirme que « les fils du soleil donnèrent une feuille de coca, qui rassasie les affamés et donne à ceux qui sont fatigués et épuisés des forces nouvelles, et qui fait oublier leur misère aux malheureux ». En réalité, elle constitua un bon moyen, dont usèrent les puissants, pour asservir et exploiter les humbles. Car l'utilisateur, le *coquero* ne présente rien de la version idyllique dont il est affublé. Il se distingue seulement par une apathie générale, une haleine répugnante, des lèvres minces et décolorées ; ses dents, quand elles ne sont pas réduites à l'état de lamentables chicots, sont verdâtres. La commissure de ses lèvres est noire, sa peau est jaunâtre, sa démarche mal assurée ; son regard, dans un flou permanent, témoigne de sa déconnexion mentale. Mais il continue tant bien que mal à travailler, à porter son fardeau en marchant sur des kilomètres, sans se plaindre, sans trop manger. Pour lui, la retraite n'est pas une revendication ni un souhait, car il sera mort bien avant d'atteindre l'âge du repos mérité.

Sous nos climats la cocaïne se « sniffe » le plus souvent ! Ne serait-ce que pour des problèmes de discrétion de transport, la feuille n'est pas importée, pour être mâchouillée telle quelle. Les artistes, généralement prétendus tels par autoproclamation, se font une « ligne » : la poudre est déposée sous forme de trait, ils l'aspirent par le nez à l'aide d'une paille, ce qui détruit la cloison nasale. Il arrive que certains déposent la poudre directement sur la muqueuse de la bouche, du vagin ou du rectum. D'autres préfèrent fumer le crack, un dérivé formidablement toxique.

Tromperies toxiques pour les célèbres petites cellules grises !

L'ergot de seigle

Il fut, au Moyen Âge, à l'origine d'épidémies redoutables, plus particulièrement durant les grandes famines. Ce parasite, qui pousse principalement sur le seigle, provoquait de très graves maladies, parfois mortelles, c'était le « feu de Saint-Antoine », le « feu sacré », le « mal des Ardents ». Trois symptômes principaux dominent : les manifestations d'ordre psychiatrique et neurologique, la gangrène avec perte de l'extrémité des membres, des crampes très douloureuses provoquées par la contraction des vaisseaux. Le tableau était donc effrayant, surtout quand on y voyait l'intervention divine !

L'analyse chimique de l'ergot de seigle a conduit à la synthèse du LSD, dont une seule prise peut entraîner des lésions irréversibles du cerveau. Le toxique est vingt-cinq à cent fois plus puissant que la pilocybine, quatre mille fois plus fort que la triste mescaline. Ce qui n'a pas empêché le succès d'un criminel psychologue américain. Ce « pape du LSD » n'a pas craint d'affirmer que le LSD était le yoga de l'Occident. Un autre phraseux pseudo-scientifique affirmait même « que le LSD révèle des dialogues cellulaires imperceptibles à l'état de conscience normale ». Un dialogue meurtrier, au couteau et à la bombe atomique : il aveugle, brûle et tue les neurones, ainsi que leurs compères du cerveau !

La mescaline est extraite d'une cactée d'Amérique centrale, le peyotl. À l'instar du coca, elle stimule, apaise la faim et la soif, et permet de surmonter la fatigue. Les réactions parasites désagréables sont vaguement éliminées avec une bière plus ou moins frelatée, mais bien alcoolisée. La mescaline produit des hallucinations. Des tranches de peyotl sont consommées par les Indiens d'Amérique centrale, de même que par les membres de curieuses sectes, dites syncrétistes, aux États-Unis. Cet aliment neurotoxique n'a pas encore débarqué en Europe.

Le khat

Le khat est utilisé de plusieurs façons. La mastication des jeunes feuilles fraîches permet d'obtenir rapidement le bénéfice des effets stimulants. Ce khat est « brouté » à l'intérieur de la bouche contre une joue, où la petite boule de *catha edulis* est placée. Selon ceux qui y ont goûté, son goût est sucré, astringent ; il dessèche la bouche ; ce qui implique un recours fréquent à l'eau ou à d'autres boissons. Lorsque les feuilles sont dures, elles sont pulvérisées ; cette poudre mélangée à de l'eau forme une pâte qui est consommée avec du liquide. On l'utilise également en infusion (adultérant du thé) dans certaines régions d'Afrique orientale ; ou encore comme plante médicinale en décoction, avec du miel notamment. Le « thé d'Abyssinie » composé de feuilles de khat présente une couleur tilleul-menthe, avec une odeur voisine de celle de l'oseille ; après sa consommation, une légère amertume demeure sur la langue. En Arabie et en Afrique de l'Est, il arrive parfois que le *catha edulis* soit fumé après que ses feuilles en ont été écrasées et mélangées au tabac.

Les champignons

Les champignons, quand ils sont vénéneux, peuvent exercer de mortelles séductions. Leur présence dans un mets relève, sous nos climats, de l'erreur ou plutôt de la perfide intention homicide. Mais il n'en est pas de même sous d'autres climats. Cette forme d'intoxication est connue depuis l'Antiquité. Les substances neurotoxiques se rencontrent dans les champignons supérieurs, mais aussi dans certaines moisissures qui sont des champignons inférieurs.

Défrayant régulièrement la chronique, l'intoxication par l'amanite phalloïde est la plus courante en France. L'empoisonnement apparaît en moyenne dix à douze heures après l'ingestion de diverses variétés d'amanites (phalloïdes *verna* ou *virosa*) ou de certaines lépiotes *(brunneoincarnata* ou *helveola).* Les symptômes digestifs (diarrhée, vomissements, déshydratation intense) précèdent une atteinte hépatique grave. Les troubles neurologiques (principalement des crampes des membres inférieurs associées à un état de prostration, puis de coma) sont secondaires à une insuffisance hépatique aiguë.

En revanche, l'atteinte rapide du système nerveux est caractéristique de l'intoxication par l'amanite tue-mouches *(Amanita muscaria),* ou par l'amanite panthère. Les troubles neurosensoriels se manifestent quelques heures après le repas. Ils sont variés : délire, excitation, ivresse, vertiges, hallucinations visuelles, agitation, confusion mentale, dilatation pupillaire. Les signes digestifs restent relativement discrets (diarrhée, vomissements, douleurs abdominales, sécheresse de la bouche).

Ce syndrome est dû, en partie, à la présence de muscarine dans ces champignons.

L'intoxication psychique par l'amanite tue-mouches donne lieu à une consommation rituelle, au Mexique ; d'autres champignons hallucinogènes sont aussi mis à contribution. Beaucoup plus au nord, les Esquimaux du Kamtchatka utilisent l'amanite tue-mouches au cours de fêtes rituelles. Bien plus, en raison de la rareté de cette espèce sur leur territoire, ils recueillent après la cérémonie l'urine des heureux élus qui ont pu consommer ces champignons, afin de réutiliser les principes hallucinogènes qu'elle contient !

Le *caprinus atramentarius* contient une toxine, la coprine, qui est transformée dans le corps en un inhibiteur réversible d'une enzyme qui métabolise l'éthanol. La consommation de divers autres champignons, clitocybe blanc (ou clitocybe à couleur de céruse), inocybe de Patouillard et inocybes voisins (à lamelles couleur de terre, maculées, à spores étoilées), provoque également une atteinte du système nerveux, temporaire, et de pronostic favorable. Ces espèces sont riches en muscarine dont la concentration peut atteindre une valeur cinquante fois supérieure à celle rencontrée dans l'amanite tue-mouches. Après une incubation courte, on observe une hypersécrétion glandulaire généralisée, avec surtout une transpiration énorme. Les signes digestifs, frustes, sont toujours accompagnés de signes neurologiques : fourmillements et sensations anormales, sensation d'angoisse, rétrécissement des pupilles, troubles de l'accommodation.

Le diméthyltryptamine est un alcaloïde que l'on rencontre dans le *psilocybe mexicana* ainsi que dans d'autres plantes. Le consommateur trempe du persil dans le produit qui sera séché avant d'être fumé dans une cigarette ou une pipe. D'autres préfèrent l'ingérer accompagné de thé. Enfin, des toxicomanes l'injectent directement par voie intraveineuse. Les effets sont presque immédiats, et semblables à ceux produits par le LSD 25 ; ils durent entre trente et soixante minutes. L'utilisateur est anxieux et présente une dépression hallucinatoire et un comportement irrationnel ; il éprouve des difficultés d'élocution ; il est sujet aux sueurs et ses pupilles se dilatent. Les notions de temps et d'espace sont perturbées. Certaines sectes, aux États-Unis, en sont friandes.

*
**

On l'aura compris, toutes ces drogues ne sont que des leurres. Tout comme certains médicaments, que d'aucuns détournent de leur usage thérapeutique bien défini, dans le cadre duquel ils ont une réelle efficacité. Au regard de tout ce que les hommes ont pris l'habitude d'ingérer ou de fumer parfois pour stimuler leur esprit, maintenir leur concentration et se donner l'illusion de penser et d'agir mieux et plus vite, la compréhension, somme toute assez récente, des mécanismes de la nutrition a permis de mettre au jour quelques principes simples. Pour bien fonctionner, notre esprit a d'abord besoin d'énergie... autrement dit de sucres. Ceux qu'on appelle lents pourvoient à nos besoins de manière harmonieuse et tout au long de la journée. Les fruits secs ou le carré de chocolat qu'on grignote lorsque la fatigue se fait sentir, le café qu'on boit pour se donner un coup de fouet servent tout au plus à relancer la machine. On peut cependant prévenir somnolence ou coups de pompe en consommant des sucres lents qui doivent figurer en bonne place lors de nos repas. Et en s'efforçant d'éviter toute carence en vitamines ou en oligo-éléments, sans quoi ces sucres eux-mêmes seraient inefficaces.

Chapitre 3

Contre la mémoire qui flanche

La localisation anatomique de la mémoire dans le cerveau et sa biochimie constituent encore un mystère insondable. Une certitude, cependant : il faut que les membranes des neurones soient fonctionnelles afin d'échanger les informations. La mémorisation est mauvaise si les cellules et leurs membranes biologiques sont défaillantes ; la mémoire est irrémédiablement effacée si les circuits de neurones qui la contiennent viennent à disparaître. C'est pourquoi il est fondamental d'alimenter la mémorisation en nourrissant le cerveau, ses cellules, et tout d'abord ses membranes.

L'indispensable bon gras

Notre corps est constitué de milliards de minuscules entités vivantes appelées cellules, dont la « peau » est formée de véritables films d'huile piquetés d'une multitude de protéines ; on l'appelle membrane biologique. Celle-ci forme la frontière, l'identité, le centre de communication et le foyer fonctionnel de chaque cellule. Celles de l'intestin protègent, sélectionnent, digèrent, celles du foie captent, élaborent, peaufinent et sécrètent, celles du rein filtrent, celles du cœur et du muscle se contractent, celles des globules rouges se déforment pour délivrer l'oxygène. Dans le cerveau, les membranes elles-mêmes assurent de multiples fonctions, par exemple la transmission nerveuse entre les neurones. D'ailleurs, le cerveau – organe qui ne connaît pas l'obésité car il ne possède pratiquement aucun moyen de stocker l'énergie – se caractérise par une concentration en graisse (les lipides) exceptionnelle qui vient juste après celle des masses adipeuses, car il est constitué d'un fantastique assemblage de membranes.

L'alimentation, et plus particulièrement certains acides gras essentiels, contrôlent la qualité des membranes, sur tous les plans : chimique, physique, biochimique, physiologique. Acide et gras, deux mots qui ne sont pas séduisants de prime abord ! Ils assurent pourtant le triomphe de la vie.

Les acides gras sont les constituants majeurs des lipides, et plus spécifiquement des phospholipides dans les membranes cellulaires. Ils peuvent être classés en deux grands groupes : les acides gras saturés et mono-insaturés d'une part, les acides gras polyinsaturés d'autre part. Les premiers sont synthétisés en majeure partie dans l'organisme, y compris par le cerveau. En revanche, les secondes sont issus des acides gras alimentaires : *acide linoléique et alpha-linolénique, essentiels, absolument indispensables,* car le mammifère ne peut ni les synthétiser ni transformer l'un en l'autre. *Ils sont principalement présents dans certaines huiles végétales.*

Autrefois, le mélange des deux acides gras essentiels alimentaires s'appelait vitamine F ; cette dénomination revient en tête d'affiche dans la publicité pour les produits cosmétiques. Elle ne correspond toutefois pas à la définition d'une vitamine, qui impose trois critères simultanés : être organique, être indispensable à la vie, être apportée à l'organisme en quantité très faible. Les acides gras polyinsaturés répondent aux deux premières obligations, mais pas à la troisième : il en faut des quantités importantes pour construire et maintenir l'ensemble des membranes de toutes les cellules. Par exemple, un tiers de la structure lipidique membranaire cérébrale est dérivé, directement et obligatoirement, de l'alimentation ! En effet, dans le cerveau, plus d'un acide gras sur trois est polyinsaturé.

En l'absence des deux acides gras essentiels, la vie est strictement impossible, car les membranes biologiques ne peuvent pas se construire, ni se maintenir.

Existe-t-il des carences chez l'homme, spécifiques en l'une ou l'autre des familles d'acides gras polyinsaturés ? Fort heureusement, sauf cas exceptionnel (alimentation artificielle complète pendant plusieurs mois), il est difficile de ne pas absorber d'acide linoléique ; il est en effet présent dans l'immense majorité des aliments, mais en quantité variable. Une insuffisance sérieuse, élective en cet acide, n'a donc pas été observée chez l'homme. Peut-être les investigations n'ont-elles pas été assez poussées.

En revanche, on a retrouvé une carence spécifique en acide alpha-linolénique chez l'homme. Ralph Holman, aux États-Unis, a décrit le premier cas, il y a quelques années. Une petite fille, soumise à une alimentation artificielle, présentait divers troubles, parmi lesquels des anomalies neurologiques. L'effet curatif de l'addition d'acide alpha-linolénique dans la ration démontra pour la première fois l'effet absolument essentiel de cet acide chez l'homme. Depuis, sur de nombreuses autres études, principalement chez des malades hospitalisés et parfois soignés à domicile, ce résultat a été largement confirmé.

Tenant compte de ces cas extrêmes qui mettaient en évidence un certain nombre de symptômes, une pathologie de carence en acide alpha-linolénique a été décrite chez le singe et l'homme. Un syndrome des sociétés modernes, à forte connotation psychiatrique, a été proposé comme étant une déficience en acides de la famille alpha-linolénique ; il serait provoqué, entre autres, par certains régimes « cafétéria ». *Il est donc indiscutablement très important de contrôler le mieux possible les quantités d'acides de cette famille contenues dans l'alimentation* : un minimum doit être apporté pour permettre aux membranes, surtout cérébrales, de posséder une composition judicieuse qui leur assure un fonctionnement normal.

L'acide alpha-linolénique : la qualité de la vie

Bien évidemment, nul ne peut prélever des fragments de cerveau à des enfants pour vérifier l'efficacité des aliments qu'ils ont pris. La mesure des effets des aliments sur la structure et la fonction du cerveau fait donc obligatoirement appel à l'expérimentation animale. En collaboration avec Georges Durand de l'INRA, nous avons analysé, avec Odile Dumont, les effets redoutables, bien que subtils, d'une déficience en acide alpha-linolénique sur la composition biochimique, et l'architecture complexe des membranes d'un modèle animal, le rat. D'ailleurs, toutes ces anomalies, que nous avons découvertes chez ces animaux, ont été confirmées ces derniers mois chez des nourrissons américains ! Depuis, tous les laits adaptés sont supplémentés en acide alpha-linolénique comme tout un chacun peut le constater en consultant les publicités présentées dans les vitrines des pharmacies.

Chez l'animal expérimental, une carence alimentaire spécifique en acide alpha-linolénique provoque des perturbations dramatiques dans la composition des membranes du système nerveux. La vitesse de récupération, après arrêt de la carence, est extrêmement lente pour le cerveau : elle demande de nombreux mois chez l'animal, donc probablement plusieurs années chez l'homme ; mais elle est rapide pour d'autres organes comme le foie.

La présence d'acide alpha-linolénique dans l'alimentation confère une plus grande résistance face à certains neurotoxiques (le triéthylétain, par exemple). Les animaux qui trouvent cet acide dans leur alimentation meurent beaucoup moins vite, et pour des doses plus importantes. L'efficacité de leur barrière hémato-encéphalique est meilleure ; l'action de l'alcool est moins délétère, au moins sur le plan de la physico-chimique des membranes. En effet, alimenter des animaux avec une huile pauvre en acide alpha-linolénique altère la fluidité de leurs hématies mais aussi celle des membranes de leur cerveau ; l'effet fluidifiant de l'alcool y est alors plus grand.

La rétine est l'un des tissus vivants de l'organisme les plus riches en acides gras polyinsaturés de la famille alpha-linolénique. Chez les rats de quatre semaines, l'âge d'un enfant de sept ans, les modifications de l'électrorétinogramme des animaux carencés en acide alpha-linolénique sont dramatiques : le seuil de détection de l'électrorétinogramme, chez les animaux carencés, requiert un éclairement dix fois plus puissant que celui des animaux normalement nourris !

Après les enzymes et l'électrophysiologie, qu'en est-il des fonctions supérieures ?

Une pénurie alimentaire simultanée en acide linoléique et alpha-linolénique altère les capacités d'apprentissage des animaux, avant de les affaiblir, de les abrutir, puis de les tuer. Une carence en l'un d'eux se révèle moins catastrophique : l'absence d'acide alpha-linolénique perturbe par exemple les performances d'apprentissage, comme le montre le test de la *shuttle box*.

Ce test est une épreuve de conditionnement qui a pour but de mesurer les capacités d'apprentissage des animaux. Comment est-il réalisé ? Une cage est divisée en deux compartiments reliés par un orifice, l'un est constitué d'un plancher électrifiable qui peut être éclairé avec une ampoule. Dix secondes après avoir donné de la lumière, le courant électrique est envoyé dans le compartiment habité. Une séance de test dure quinze minutes, à raison de deux chocs par minute, chocs électriques désagréables, mais non douloureux. Un animal est d'autant plus « intelligent » qu'il passe plus rapidement dans l'autre compartiment pour éviter le choc électrique.

L'expérimentation a clairement démontré qu'à la première séance les animaux dont l'alimentation contient de l'acide alpha-linolénique font plus rapidement l'association entre le stimulus lumineux et le choc électrique, puisqu'ils évitent en moyenne sept chocs sur trente ; alors que les animaux carencés n'en n'évitent que deux ! Augmentant le nombre de séances, les différences tendent à s'estomper pour disparaître à la quatrième séance. Les animaux les plus « bêtes » finissent quand même par apprendre, à force de répétition.

Bien plus curieux, les animaux carencés en acide alpha-linolénique qui ont fini par apprendre, à la suite de plusieurs séances d'apprentissage, ont ensuite beaucoup de mal à « désapprendre ». Si on inverse le mode de fonctionnement du test, c'est-à-dire que l'on envoie le courant électrique, non pas dans le compartiment où la lumière s'allume mais dans l'autre, dès l'apparition de la lumière, les animaux carencés se précipitent néanmoins dans l'autre compartiment pour y subir le déplaisant choc électrique. Les bêtes sont encore plus bêtes (quoi qu'en ait dit un zoophile obsédé et masochiste affirmant qu'il n'y a que les hommes qui soient assez bêtes pour croire que les bêtes sont bêtes) !

Et pourtant, les animaux carencés ne sont pas perturbés par malvoyance, les empêchant d'identifier l'orifice assurant la fuite salutaire, car les tests de motricité et de reconnaissance d'espaces ne sont pratiquement pas altérés. Leur sensibilité à la douleur n'est pas touchée.

Si on donne une nourriture normale à des animaux qui ont été préalablement nourris avec une alimentation carencée en acide alpha-linolénique, petit à petit, en plusieurs mois, leurs structures cérébrales finissent par recouvrer une composition chimique presque normale. Mais, malgré cela, ils restent à vie moins aptes à apprendre. La chimie des membranes cérébrales se normalise mais le comportement reste affecté, car faute d'aliments adaptés fournis au moment adéquat, les connexions n'ont pas pu s'élaborer.

Les phospholipides cérébraux d'origine animale

En fait, les acides linoléique et alpha-linolénique, absorbés avec certains aliments sont transformés majoritairement dans le foie en chaînes carbonées plus longues et plus insaturées : principalement les acides arachidonique et cervonique, qui sont en réalité les acides gras présents dans toutes les membranes biologiques des cellules, y compris cérébrales. Ils y contrôlent leurs structures et leurs fonctions. Or les synthèses hépatiques sont diminuées lors de plusieurs phases physiologiques de la vie (période néo-natale, adolescence, vieillissement) comme sous certaines conditions pathologiques (perturbations hormonales, alcoolisme, par exemple). Étant donné que les acides gras essentiels pour le cerveau sont les très longues chaînes carbonées, il est donc tout à fait judicieux de proposer qu'elles soient elles-mêmes conditionnellement essentielles, quand le foie est inapte à les élaborer. Il est par conséquent indispensable de pouvoir les trouver dans l'alimentation. Or elles ne sont globalement présentes que dans les produits animaux. En effet, les triglycérides des huiles végétales, tout comme les phospholipides d'origine végétale (de soja par exemple) ne contiennent pratiquement que les précurseurs linoléique et alpha-linolénique. En revanche, les phospholipides d'origine animale renferment ces très précieuses longues chaînes toutes manufacturées parmi lesquelles se distinguent les acides arachidonique et cervonique ; ceux des mammifères ont en outre l'avantage de les contenir tous les deux, et dans de bonnes proportions.

Quoi de plus naturel alors que de manger de la cervelle pour construire et maintenir le cerveau ? Sinon, les extraits s'imposent ; ils existent d'ailleurs en pharmacie et dans les magasins diététiques (sous le nom de lécitones). Ils ont l'immense avantage d'apporter du phosphore, de la choline (précurseur d'agents de transmission entre neurones et cellules musculaires) et simultanément les deux familles linoléique et alpha-linolénique.

Construire le cerveau des nourrissons

Concernant les nouveau-nés, des carences en acides gras polyinsaturés peuvent ainsi apparaître. Il a été récemment démontré, au Canada et aux États-Unis, que la nature des acides gras présents dans les laits adaptés contrôle finement les performances visuelles des nourrissons, ainsi que bien d'autres activités biologiques, comme par exemple la qualité du sommeil, et même certaines performances d'apprentissage.

La supplémentation des lipides de laits adaptés avec seulement de l'acide alpha-linolénique, le précurseur de la famille oméga-3, est cependant insuffisante pour couvrir les besoins en acides gras polyinsaturés oméga-3 de l'enfant. L'intérêt des très longues chaînes polyinsaturées a été montré en donnant à des enfants prématurés, soit un lait adapté classique, soit une formule enrichie avec une huile de poisson, et en comparant les résultats.

Chez des enfants prématurés suivis pendant une année, 60 % de la variation de l'index de développement psychomoteur et 82 % de celle de l'index mental peuvent être expliqués statistiquement par la teneur en acide cervonique des phospholipides d'hématies !

Une seule variété de lait adapté (de chez Milupa), comme le lait maternel, apporte non seulement les deux précurseurs mais aussi les très longues chaînes ; l'idée astucieuse est d'enrichir le produit avec des phospholipides d'œufs produits par des poules sévèrement sélectionnées et attentivement nourries.

En fin de grossesse, il importe que la mère absorbe alors des acides gras polyinsaturés, les précurseurs (présents dans certaines huiles végétales seulement) mais aussi les fins de chaîne, en quantités judicieuses, celles des huiles de poisson par exemple.

Les réserves d'un prématuré de trente-cinq semaines sont inférieures à un jour de lait de sa mère ; celui qui est à terme bénéficie de plusieurs jours. *Rapporté en kilo de poids, il faut cinq fois plus de lipides à un nourrisson qu'à un adulte* !

Construire et préserver la mémoire oblige à capter et fixer les bonnes graisses, particulièrement les acides gras polyinsaturés !

Quantités d'aliments où trouver la moitié de la ration journalière d'acide linoléique

Huiles	
Pépin de raisin	7 grammes
Tournesol	8 grammes
Maïs, germe de blé	9 grammes
Soja	10 grammes
Noix	15 grammes
Arachide	16 grammes
Colza	25 grammes
Olive, palme	50 grammes
Aliments	
Margarine	10 à 40 grammes
Graisse de poulet	25 grammes
Graisse d'oie et de canard	40 grammes
Amande	75 grammes
Avocat, olive noire	200 grammes
Beurre	300 grammes
Lait	0,70 litre
Fromage, pain complet	1 000 grammes

Quantités d'aliments où trouver la moitié de la ration journalière d'acide alpha-linolénique

Huiles	
Noix	5 grammes
Colza	6 grammes
Soja	7 grammes
Germe de blé	8 grammes
Maïs	50 grammes
Olive, pépin de raisin	65 grammes
Noix	7 grammes
Aliments	
Graisse de volaille	55 grammes
Graisse de cheval	65 grammes
Beurre	75 grammes
Fromage	100-200 grammes
Haricot, amande	175 grammes
Groseille, framboise, olive noire	500 grammes
Épinard, salade, brocoli	550 grammes
Lait entier	0,8 litre
Cassis, salade, pain complet	800 grammes
Concombre	3 000 grammes

Quelle huile choisir ?

Quelles sont les propriétés demandées à une huile ? Pour l'acide linoléique, il n'en faut pas trop (le choix se porte sur celle de noix, de maïs, de soja et de tournesol, à la rigueur celle d'arachide et de colza) ; pour l'acide alpha-linolénique, les élues exclusives sont les huiles de colza, de noix, de soja et de germe de blé. Toutes les huiles contiennent des acides gras saturés, unanimement plus ou moins réprouvés, il est donc judicieux de sélectionner celles qui sont les moins riches, parmi lesquelles se distinguent celles de noix et de colza. Pour les acides gras monoinsaturés, le choix est libre car l'acide oléique est médicalement neutre voire bon, quand il n'est pas excellent, selon les critères.

En tête de la compétition se présente l'huile de colza, au coude à coude avec celle de soja, de noix et de germe de blé. Les autres sont très largement distancées car elles n'apportent pas d'acide alpha-linolénique (ou beaucoup trop peu comme celle du maïs). En réalité, cet acide constitue le facteur limitatif, puisque de très nombreuses huiles n'en contiennent pas du tout. En revanche, toutes apportent, mais à des degrés variables, l'acide linoléique, l'acide oléique et les acides gras saturés.

Plutôt qu'une huile après l'autre, utiliser un mélange semble plus efficace, plus pratique. La variété en une fois, en quelque sorte ! Un mélange alors ? Ce qu'il faut d'acide alpha-linolénique : le soja ou le colza. Pas trop d'acide linoléique : le tournesol fait l'affaire mais il doit être dilué. De l'acide oléique : l'oléisol, un nouveau tournesol qui contient autant d'acide oléique que le colza ou l'olive. Une personnalité ? Le choix est grand parmi les huiles, pourquoi pas celle de pépin de raisin ? C'est probablement ainsi qu'a été créé le dernier-né de chez Lesieur, Isio 4. Une révolution dans les annales des amoureux connaisseurs des lipides. Espérons que d'autres produits du même type seront bientôt mis à la disposition des consommateurs, avec des huiles de goût par exemple. Pour la bonne fortune et la performance du corps et des sens, de l'intelligence et du goût.

Acides gras saturés
(pour cent grammes d'huile)

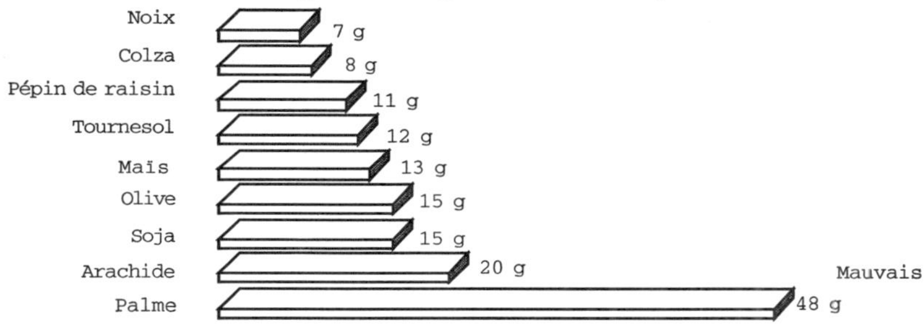

Acides gras monoinsaturés
(pour cent grammes d'huile)

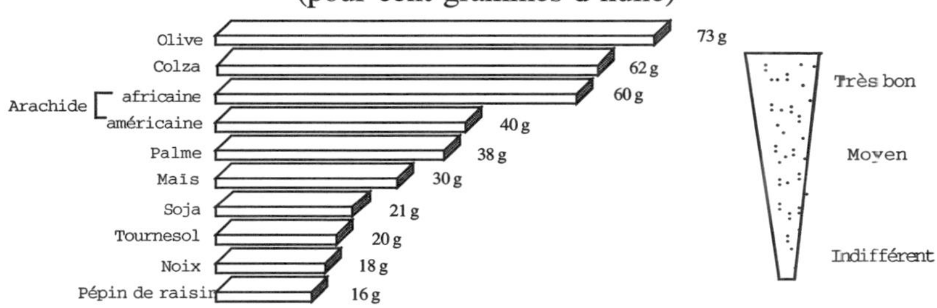

Acide linoléique
(pour cent grammes d'huile)

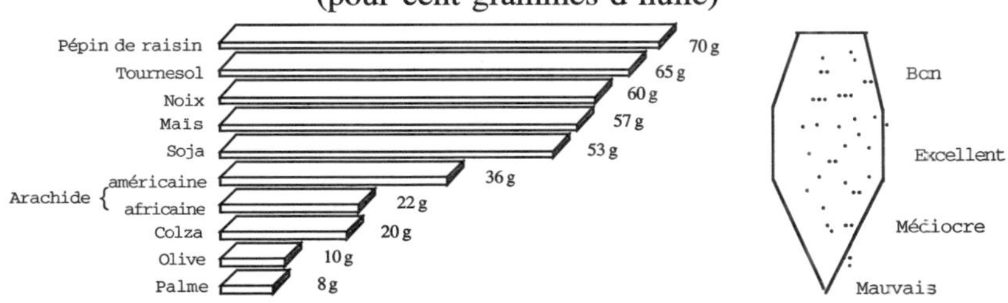

Acide alpha-linolénique
(pour cent grammes d'huile)

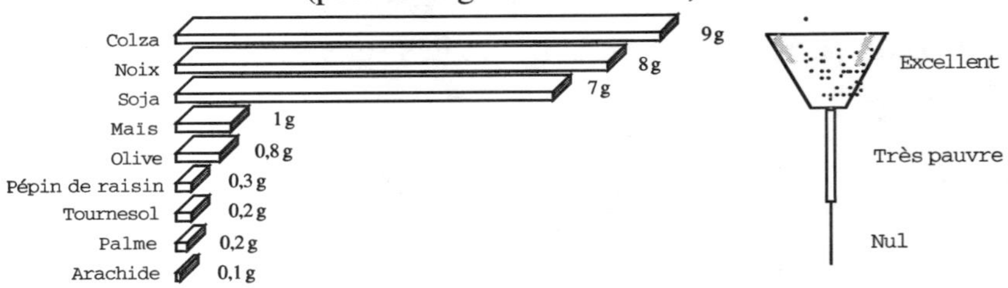

Teneur en acide alpha-linolénique de quelques huiles de graines
(dont les fruits sont parfois délicieux... pour les grappilleurs gastronomes)

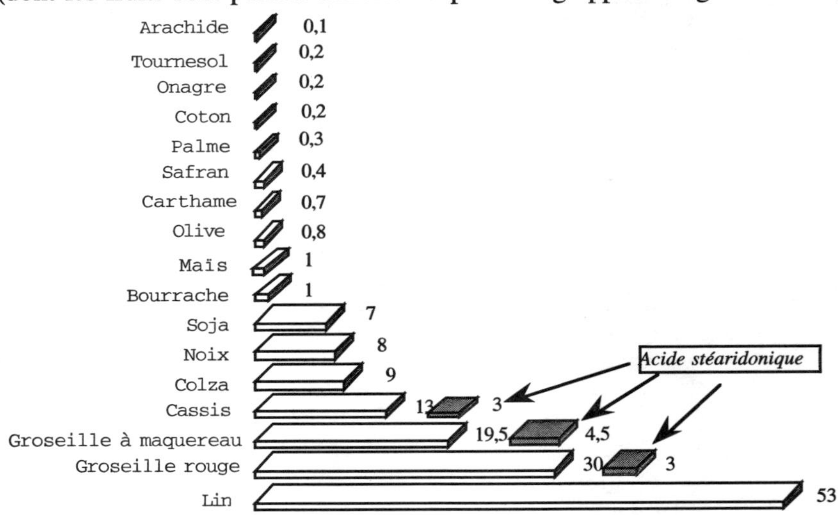

La vitamine E : pour que les neurones ne rancissent pas

Les acides gras polyinsaturés sont fragiles : ils rancissent (un phénomène que les spécialistes appellent péroxydation). Heureusement, de manière presque exclusive, ils sont très efficacement protégés dans les membranes biologiques par la vitamine E, plus particulièrement par l'un de ses constituants, l'alpha-tocophérol. Il convient impérativement que celui-ci accompagne les apports d'acides gras polyinsaturés.

Traditionnellement usités pour protéger contre le vieillissement et préserver la fertilité, les tocophérols (ensemble de nombreuses molécules regroupées sous le terme générique de vitamine E) sont connus pour leur rôle d'antioxydants naturels. Ce n'est que vers 1968 que leur fonction essentielle a été définitivement reconnue chez l'homme par l'analyse précise des pathologies dues à sa carence.

À l'échelle moléculaire, les tocophérols sont formidablement importants ; ils jouent de nombreux rôles, en particulier ils neutralisent les formes actives et toxiques de l'oxygène, ils annihilent les radicaux libres ; c'est-à-dire qu'ils protègent les acides gras insaturés contre les peroxydations, et contribuent ainsi à maintenir l'intégrité et la stabilité des structures cellulaires. Ils agissent en phase lipidique et à très faible concentration (une molécule pour deux mille molécules d'acides gras environ) et s'intègrent dans un vaste système protecteur complexe et interactif, en coopération avec le bêta-carotène, la vitamine A, la vitamine C et diverses enzymes ; celles-ci fonctionnent avec le sélénium, le cuivre, le zinc et le manganèse.

Quantités d'aliments fournissant à un adulte la moitié de sa ration journalière de sélénium

Huître	13 grammes
Foie de volaille	20 grammes
Foie de bœuf, homard	40 grammes
Viande, poisson, œuf	50 à 200 grammes
Champignon, oignon, pomme de terre	60 grammes
Rognon, riz	80 grammes
Cervelle, cœur, lentille	150 grammes
Fromage	200 à 800 grammes
Fruits, lait	500 à 3 000 grammes

L'avitaminose E grave est heureusement relativement rare chez l'homme, elle est consécutive à certaines pathologies. En effet, elle s'observe principalement lors d'anomalies de l'absorption digestive ou du transport des tocophérols chez le nouveau-né ou le prématuré. À ces périodes du développement, les réserves sont limitées. La manifestation classique est une anémie hémolytique, des atteintes neurologiques ou neuromusculaires peuvent s'installer progressivement. Dans certains cas, une anomalie du développement broncho-pulmonaire doublée d'une affection oculaire ont été observées. Ainsi des prématurés mis en couveuse dans une atmosphère enrichie en oxygène ont été rendus pratiquement aveugles, car les acides gras polyinsaturés de leurs rétines étaient détruits, n'étant pas protégés contre l'oxydation ! Actuellement, les antioxydants évitent cet épouvantable drame.

Chez l'adulte, les manifestations franchement carentielles sont rares, mais un statut vitaminique marginal peut certainement favoriser à long terme le développement d'affections liées aux agressions tissulaires par les formes actives de l'oxygène : athérosclérose, cataracte, vieillissement précoce, certains types de cancers. L'efficacité de la vitamine E, dans la prévention de ces états, et parfois même dans leur traitement, est démontrée depuis peu par d'importants travaux expérimentaux ou épidémiologiques.

On trouve des tocophérols dans de nombreux aliments : en très grande quantité dans certaines huiles végétales, mais aussi dans les œufs, un peu dans la viande et les abats, sans négliger les végétaux tels que germes de céréales, légumes verts (salades, choux, épinards). Mais il faut retenir que certaines huiles contiennent d'importantes quantités de gamma-tocophérol, ce qui n'est pas favorable. En revanche, d'autres huiles ne contiennent pratiquement que de l'alpha-tocophérol : huile de tournesol, d'oléisol (une variété de tournesol) et de germe de blé.

Les besoins en vitamine E sont difficiles à évaluer. Il faut tenir compte du rôle que les tocophérols exercent vis-à-vis des acides gras polyinsaturés qu'ils protègent de l'oxydation. Comme ils les accompagnent généralement dans les aliments et dans les structures biologiques, la dose utile, sinon optimale, a été fixée empiriquement : un milligramme par gramme d'acide gras insaturé.

Étant donné l'absence de risque toxicologique des tocophérols et l'effet formidablement protecteur qu'ils exercent vis-à-vis de nombreux agents agressifs physiques ou chimiques, les apports alimentaires pourraient être augmentés, notamment chez les sujets à risque ou pour ceux qui sont exposés à des nuisances de l'environnement. Mais une augmentation sensible de l'apport est difficile à obtenir par une simple modification de la ration alimentaire : accroître la proportion des huiles végétales est souhaitable, mais le processus présente en lui-même des limites ; en outre, les acides gras insaturés ingérés augmentent eux-mêmes les besoins en vitamine E. Pour s'en tenir à des conseils nutritionnels simples, il faut recommander la consommation plus fréquente de germes de céréales et de végétaux verts, de certains produits animaux riches en vitamine E, comme l'œuf, et le choix judicieux, obligatoire et non parcimonieux, d'huiles végétales polyinsaturées riches en alpha-tocophérol. L'huile d'assaisonnement de la salade, quand elle est judicieusement choisie, constitue ainsi une garantie de la performance.

Principaux aliments où trouver la moitié de la ration journalière d'un adulte
(pour un enfant, il en faut un peu moins de la moitié)

Huiles	
Germes de blé	8 grammes
Tournesol	10 grammes
Amande	15 grammes
Pépin de raisin	20 grammes
Colza	30 grammes
Palme	40 grammes
Maïs, arachide	50 grammes
Olive, soja	60 grammes
Noix	90 grammes
Aliments	
Margarine	15 à 80 grammes
Cervelle	300 grammes
Beurre, épinard, asperge	300 grammes
Œuf entier	450 grammes
Brocoli, asperge	500 grammes
Huître	700 grammes
Viande, volaille, poisson	1 000 à 3 000 grammes
Céréales, fruits, légumes	2 000 à 6 000 grammes
Fromage	800 à 1 500 grammes
Lait	6 000 grammes

Selon les enquêtes récentes, l'apport vitaminique E se répartit, en France, selon les sources alimentaires suivantes :

	Apport en vitamine E
Matières grasses végétales (principalement les huiles)	60 à 70 %
Légumes et fruits	15 à 20 %
Viandes, poissons, œufs	7 à 10 %
Pain, céréales, pommes de terre	2 à 10 %
Produits laitiers	1 à 6 %

Des plantes contre les trous de mémoire ?

L'augmentation du débit sanguin cérébral, associé à la lutte contre les radicaux libres, contrôle de manière plus ou moins directe la mémoire, ainsi que toutes les fonctions cérébrales. En effet, la diminution de l'irrigation du cerveau entraîne un déficit en oxygène, ce qui est évidemment préjudiciable aux fonctions intellectuelles et par conséquent aux mécanismes impliqués dans la mémorisation.

L'air du temps, appuyé par la cosmétologie et la foi écologique, affirme qu'*une conduite préventive devrait donc associer deux familles de plantes : d'une part celles qui restaurent le débit sanguin, comme la petite pervenche et l'ail, d'autre part les anti-radicaux libres. Le ginkgo biloba est sans doute le plus connu* (on en trouve dans d'excellentes préparations pharmaceutiques), *mais le cassis, le cyprès, le fragon, le marronnier partagent cette propriété, notamment en raison de leur teneur en flavonoïdes.* D'autres plantes peuvent encore être choisies : l'églantier qui augmente les défenses de l'organisme, le fenugrec qui ouvre l'appétit, le fucus et la prêle, la menthe, la lavande ou le romarin, qui se veulent parés d'une réputation de stimulants intellectuels. Il ne resterait finalement plus qu'à associer judicieusement toutes ces plantes !

Le soutien de la mémoire constitue l'un des objectifs privilégiés des médecines douces ou parallèles. Soit dit en passant, il convient de ne pas les mettre toutes dans le même sac, car elles sont fondées sur des doctrines très différentes, leurs pratiques sont par ailleurs très variables. Certaines sont empiriques, comme l'herboristerie, et nul ne peut nier que la phytothérapie fut – et restera – un grand succès. Ne vient-on pas de démontrer que l'huile essentielle de lavande pourrait bien utilement se substituer à certains antidépresseurs ou anxiolytiques ? À l'opposé, d'autres ancrent les racines de leurs concepts dans une pensée et un raisonnement très éloignés de la rigueur scientifique rationnelle, sinon cartésienne. Celles qui s'inspirent de traditions ésotériques ou de pratiques magiques sont à manier avec circonspection.

Du phosphore pour phosphorer ?

Pourquoi une telle expression populaire ? Parce que les premiers chimistes qui ont analysé le cerveau humain ont observé qu'il contenait beaucoup de phosphore. Relation, un peu simpliste, entre la cause et l'effet : ils en ont conclu que le cerveau pense grâce, entre autres, au phosphore. Depuis, les aliments riches en phosphore ont été préconisés pour soutenir les neurones, attiser la mémoire et rendre l'esprit flamboyant, d'autant que le phosphore est tout particulièrement brillant et incendiaire lorsqu'il brûle. On sait désormais que ce fantastique phosphore n'est pas nu dans le cerveau : il est souvent inclus dans les phospholipides.

En moyenne, le corps humain adulte contient approximativement sept cents grammes de phosphore, dont environ six cents grammes sont associés au calcium dans le squelette et les dents. Par ailleurs, le phosphore participe à tous les mécanismes vitaux, il est l'un des constituants fondamentaux de toute cellule vivante, quelle que soit sa nature ; il intervient directement dans les structures cellulaires, tout particulièrement associé aux phospholipides des membranes biologiques. Il participe aux processus d'utilisation et de stockage de l'énergie. La phosphorylation de très nombreuses molécules organiques est une étape préalable nécessaire à l'efficacité biologique de leur transport et de leur utilisation. Le phosphore est aussi un constituant de divers composés essentiels, comme par exemple les acides nucléiques (molécules qui constituent les maillons de notre matériel héréditaire contenu dans les chromosomes). Il intervient dans l'activité d'innombrables systèmes enzymatiques. Enfin, les phosphates en solution contribuent au maintien de l'équilibre acido-basique et du pouvoir tampon des nombreux liquides biologiques. Il est l'un des socles de l'homéostasie extra- et intracellulaire. Il intervient donc à tous les niveaux des complexes mécanismes de la vie.

Mais la nature de l'aliment, ou plutôt la structure de la molécule du nutriment qui contient le phosphore, n'est absolument pas indifférente : le phosphore minéral n'a pas la même destinée que celui des phospholipides, de produits animaux par exemple. D'où l'intérêt de l'alimentation carnée, et de certains compléments alimentaires.

Comme pour le calcium, l'organisme requiert du phosphore alimentaire pour compenser des pertes physiologiques inévitables, qui sont de l'ordre de deux cent cinquante milligrammes par jour, en majorité dans l'urine. L'efficacité de l'absorption intestinale du phosphore est généralement meilleure que celle du calcium ; elle est moins dépendante des facteurs physiologiques. Le coefficient d'absorption des meilleures sources de phosphore (ortho- et polyphosphates minéraux solubles) est supérieur à 80 %, tandis que celui des plus mauvaises (phytates) est encore de l'ordre de 30 %. En moyenne, le coefficient d'absorption du phosphore ingéré est de 50 à 70 % ; il convient d'en tenir compte.

L'apport alimentaire journalier moyen nécessaire pour couvrir les besoins se situerait juste en deçà du gramme chez l'homme adulte, aux alentours du gramme chez la femme en période de grossesse ou d'allaitement.

Le besoin de lactation est d'environ cent dix milligrammes de phosphore par jour pour huit cents millilitres de lait produit. La croissance du fœtus demande environ cent cinquante milligrammes de phosphore par jour pendant les trois derniers mois de la grossesse. En période de forte croissance, cet apport doit dépasser huit cents milligrammes par jour. Les apports nutritionnels conseillés pour la population doivent également prendre en compte les fortes variabilités individuelles, qui sont cependant inférieures à celles affectant le calcium.

Pour l'homme, comme pour tous les autres mammifères, il serait logique que le rapport calcium/phosphore alimentaire soit supérieur à 1. Cependant, ce rapport est en général beaucoup plus faible (0,4 à 0,7) et il est difficile de le modifier par de simples manipulations diététiques. En effet, d'une manière générale, les principaux aliments de l'homme sont riches en phosphore. De ce fait, pour ceux qui mangent réellement de manière variée et satisfaisante, la consommation moyenne journalière atteindrait en France un gramme et demi, provenant à quantités égales des trois grands groupes d'aliments : d'une part les viandes, poissons et œufs ; d'autre part les laits et produits laitiers ; enfin les céréales, légumes et fruits. Il s'y ajoute les phosphates (ortho- et polyphosphates) incorporés dans certains aliments pour des raisons technologiques, notamment les charcuteries ; leur consommation moyenne en France ne dépasserait pas, pour le moment, cent milligrammes de phosphore par jour.

La carence manifeste en phosphore peut cependant apparaître dans certains cas de malabsorption chez l'enfant comme l'adulte.

Enrichir, supplémenter, complémenter

Il faudrait mettre les villes à la campagne, disait un humoriste. Pour que chacun, tous les jours ramasse ses œufs, cueille sa salade, prélève ses légumes, trait son lait et tue son poulet. Malheureusement, cette vision idyllique n'est qu'un rêve, réservé à quelques-uns, agriculteurs ou privilégiés. Au moins pour ces derniers, quelle merveilleuse occupation, quelle stimulation et quelle saine dépense physique que l'entretien régulier du potager ! La vie citadine et banlieusarde est au contraire source de malnutrition. L'alimentation est souvent déséquilibrée, pour des raisons économiques souvent, par choix parfois. Certains aliments devenus inabordables ou rares, il faut envisager d'utiliser des compléments alimentaires, à moins que les producteurs ne supplémentent systématiquement certains de nos aliments à la source. C'est indispensable pour assurer la vivacité du corps et de l'intelligence.

Il devient très difficile, voire impossible, en raison de notre mode de vie toujours plus sédentaire, de consommer les mêmes quantités d'aliments qu'au cours des siècles ou des millénaires passés. Ces quarante dernières années, nos besoins énergétiques ont diminué d'un bon quart. Mais si l'on remonte plus loin dans le temps, les différences sont beaucoup plus importantes encore : la consommation calorique actuelle représente bien moins de la moitié de celle de nos ancêtres. Les dépenses physiques de l'employé de bureau sont très nettement inférieures à celles du forgeron d'autrefois ! Ayant besoin de beaucoup d'énergie, il consommait énormément ; dans les grandes quantités de nourriture qu'il absorbait, il trouvait la variété indispensable (en acides gras essentiels, en vitamines, en minéraux, en acides aminés). Étant donné que nous mangeons moins, il n'est donc même plus totalement certain qu'une alimentation saine et variée, à un niveau calorique correspondant à nos besoins énergétiques actuels, apporte suffisamment de tous les nutriments. Cette présomption est très grave de conséquences. En effet, par exemple, au-dessous de mille six cents kilocalories par jour, les besoins en vitamines et en oligo-éléments ne sont plus couverts. L'enfant et les personnes âgées sont directement concernés, ainsi que celles et ceux qui font un régime. De ce fait, une supplémentation en vitamines et en oligo-éléments a été testée : par exemple, elle diminue la fréquence des infections chez le sujet âgé, elle améliore certains résultats d'examens immunologiques réalisés *in vitro.*

Sans oublier que la sélection, les temps de transports, les procédés de conservation peuvent parfois diminuer considérablement la teneur en vitamines, par exemple, de certains aliments !

Pour rééquilibrer l'alimentation moderne, tout en conservant nos traditions alimentaires, il faudrait modifier certaines de nos habitudes actuelles. C'est là qu'interviennent les produits allégés (en lipides saturés, en sucre à distribution rapide dans l'organisme) et plus encore ceux qui sont enrichis (en micro-nutriments, en fibres). Ils permettent théoriquement de rééquilibrer très facilement les apports nutritionnels, mais sans obliger à remanier les habitudes alimentaires. Ce dernier point est très important car d'une façon générale – c'est bien connu des nutritionnistes – les conseils diététiques qui modifient trop les habitudes et, par là même, deviennent très contraignants sont rarement suivis longtemps. Or il ne s'agit pas de rééquilibrer nos apports nutritionnels pendant quelques semaines ou quelques mois, mais pendant plusieurs années ! Tout au moins pour certains (et ils sont nombreux à ne pas être au mieux de leur forme) qui vivent dans les grandes cités.

La difficulté tient dans les quantités qu'il convient d'ajouter, d'autant qu'il est primordial d'établir une distinction entre, d'une part, les besoins nutritionnels et, d'autre part, les apports nutritionnels conseillés. Les besoins nutritionnels correspondent à la quantité minimale d'un nutriment nécessaire à la compensation des pertes de l'organisme en ce nutriment ; ils répondent à des besoins physiologiques réels. Ils évitent la pathologie, compte tenu des connaissances scientifiques actuelles, ils constituent des limites inférieures sous lesquelles la maladie s'installe. Les apports conseillés, terme retenu par la commission des experts français, peuvent être définis de la manière suivante : « Les apports conseillés sont des valeurs choisies par un groupe d'experts qui tiennent compte non seulement des données scientifiques concernant les besoins nutritionnels, mais aussi des motivations et habitudes alimentaires des personnes concernées dans la mesure où ces habitudes ne sont pas nuisibles à la santé. » La marge d'erreur est assez large. Certains gourous ne manquent donc pas de dire que les chiffres, quand ils sont faibles, carencent la population pour l'affaiblir et l'asservir ; quand ils sont forts, c'est pour rendre florissante l'économie agro-alimentaire ou celle du médicament, aux dépens de la santé.

La préoccupation actuelle est de substituer la notion de doses minimales indispensables (dont l'objectif est d'éviter l'apparition de signes de carence majeurs) à celle de doses pouvant assurer un état de santé optimal. Mais la définition d'un tel état est pour le moins délicate. Quels que soient les chiffres proposés par le spécialiste, les carences existent bel et bien dans nos contrées françaises.

Supplémenter en vitamines et en minéraux

Nonobstant une alimentation que vous estimez variée (et qui n'est sans doute pas aussi diversifiée que nécessaire), l'apport vitaminique ou minéral peut être insuffisant. En effet, malgré tous vos efforts, la ration calorique que vous devez absorber est éventuellement insuffisante pour être accompagnée de l'ensemble des nutriments dont vous avez besoin. Profitant du chauffage, de l'ascenseur, de la voiture, vous ne pouvez donc augmenter votre ration calorique, sous peine d'obésité. De plus, à cause des sélections, des méthodes de culture et de conservation, nombre de fruits et légumes sont moins riches en vitamines et minéraux qu'ils ne l'étaient autrefois. Faut-il donc supplémenter ?

Les enquêtes alimentaires montrent que nous sommes effectivement en état de carence, ou plutôt de « subcarences » en vitamines et minéraux. L'étude Esvitaf a montré que l'alimentation spontanée des Français permet de couvrir 80 % des apports conseillés en vitamine B1, mais seulement 50 % des apports conseillés en folates, 90 à 110 % des apports conseillés en B2, C et E. Des anomalies biologiques caractéristiques de déficiences, confirmées ou marginales, témoignent de stocks vitaminiques insuffisants. D'une manière générale, les apports vitaminiques sont plus élevés chez les hommes que chez les femmes (excepté la vitamine C), ne serait-ce que parce qu'ils mangent plus.

Des résultats similaires ont été trouvés concernant les minéraux. Exemple tout à fait démonstratif, l'étude qui a été réalisée dans le Val-de-Marne montre que la majorité des enfants et des jeunes femmes ont des apports en fer inférieurs aux taux recommandés ! Parallèlement, la déficience en fer, définie médicalement par une combinaison d'indicateurs biologiques anormaux, est retrouvée chez 30 % des enfants de moins de deux ans, 14 % des jeunes enfants, 15 % des adolescents et 19 % des femmes en âge de procréer. Ces chiffres, bien que sensiblement plus bas que ceux obtenus à partir des apports recommandés, indiquent toutefois la réalité du problème de carence martiale dans cette population. En effet, si l'indicateur biologique est anormal, la maladie n'est pas loin.

Le risque de déficience en zinc (estimé par mesure de la quantité de ce métal présente dans le sang) existe chez 22 % des hommes et 30 % des femmes (notamment après cinquante ans). L'enquête menée dans la ville de Besançon met en évidence une insuffisance des apports en calcium et en magnésium. Celle réalisée à Nancy montre que 26 % des filles ont un apport énergétique de 30 % inférieur aux apports conseillés ; 29 % un apport de calcium inférieur de presque la moitié ; 17 % un apport de protéines inférieur de 20 %.

Comme le souligne Serge Hercberg, des fractions importantes de populations présentent des valeurs plutôt « basses » des paramètres biologiques qui reflètent le statut minéral ou vitaminique. Même si l'état actuel de nos connaissances ne permet pas de proposer des mesures générales de santé publique (en dehors de conseils alimentaires), il faut garder à l'esprit que certains groupes spécifiques de populations, dans certaines circonstances, peuvent être en situation de haut risque de déficience minérale et vitaminique. Ils sont donc redevables d'une prévention par complémentation.

Ces groupes à risque sont d'ailleurs relativement bien définis. Ils sont constitués par les personnes ayant des besoins physiologiques accrus. Ce sont d'abord les femmes enceintes, les enfants en période de croissance, les sportifs ; mais aussi les personnes dont le comportement majore les besoins : donneurs de sang pour le fer, femmes prenant des contraceptifs oraux pour l'acide folique ou certaines vitamines du groupe B. Sans oublier les sujets soumis à des restrictions alimentaires, pour des causes médicales, personnelles ou économiques. (Mais alors que faire ?) La prise de certains médicaments, la consommation de tabac ou d'alcool augmentent, elles aussi, les besoins, plus particulièrement en vitamine C ou en vitamines du groupe B. Il faut donc bien consulter les guides pratiques, qui mettent l'accent sur ces aliments qui sont de véritables mines en vitamines et minéraux, ou se supplémenter ; voire les deux à la fois. Des aliments sur ordonnance ?

Les aliments enrichis

Dans quelles conditions, et à partir de quand devient-il intéressant de supplémenter les aliments ? La question provoque des réponses différentes pour le spécialiste de marketing, le médecin, et l'économiste. Le premier y trouvera un moyen de s'implanter sur une niche à haute valeur ajoutée, en adéquation avec la mode, la vogue de la forme ou tout simplement la nécessité de la physiologie. Le médecin examinera les choses différemment : une vitamine est pour lui un médicament, en général dépourvu d'effets secondaires indésirables et qui peut contribuer à prévenir certaines pathologies de patients à risque, ou de ceux qui peuvent le devenir.

L'économiste raisonne tout à fait autrement. En comptable, il pensera en terme de bilan. D'un côté, une maladie qui touche un certain nombre de personnes entraîne un coût donné pour la société. De manière désincarnée, il désossera les dépenses et les bénéfices : la fracture du col du fémur (et du poignet) touche chaque année soixante-douze mille personnes. Le coût médical par personne (en soins chirurgicaux et de rééducation) est en moyenne de quatre-vingt-dix mille francs. Cet accident coûte donc annuellement la somme phénoménale de plus de six milliards de francs au budget de la France ; il est pourtant simplement dû à une fragilité osseuse liée, entre autres, à une carence en vitamine D et en calcium (le manque d'exercice physique et les hormones constituent aussi une cause importante). En prenant le mode d'administration le plus cher, le prix annuel de la prévention par vitamine D est de cent vingt-cinq francs. La population à risque représente six cent mille personnes, soit une somme totale de soixante-quinze millions de francs. La cause est donc entendue : la prévention coûte beaucoup moins cher que le traitement. Pour être rentable, il suffirait que la prévention évite une fracture pour... huit cent soixante-quatre personnes traitées. La supplémentation est donc justifiée économiquement, même pour une faible efficacité.

Avec le même raisonnement, on peut conclure que les boissons alcoolisées doivent être « dopées » en vitamine B1. En effet, la redoutable encéphalopathie de Gayet-Wernicke se manifeste par des troubles psychiques (pertes d'équilibre, confusion mentale, apathie, etc.). Elle constitue l'une des formes cliniques grave de la carence en vitamine B1. Or les neuf dixièmes des cas d'encéphalopathie de Gayet-Wernicke sont observés chez des alcooliques chroniques dénutris. Chez eux, les apports vitaminiques sont diminués : l'alcool peut en effet représenter jusqu'à presque la moitié de la ration énergétique quotidienne, et se substituer alors malheureusement aux aliments. De plus, de fréquentes pathologies digestives concomittantes réduisent l'absorption des vitamines. Le métabolisme général est quant à lui altéré et, facteur aggravant, la dégradation de l'alcool, en consommant la vitamine B1, augmente les besoins de celle-ci. Afin de rétablir le taux normal de cette vitamine chez les alcooliques, il faudrait apporter une dose quotidienne de trente milligrammes, soit vingt fois les apports conseillés, ce qui n'est évidemment pas rien !

Ainsi, supplémenter systématiquement en vitamines les boissons alcoolisées ferait théoriquement économiser à la Sécurité sociale le coût du traitement des encéphalopathies. Il reste à déterminer quels sont les moyens les plus appropriés. Les médicaments ne constituent probablement pas la réponse la mieux adaptée : les patients ne viennent pas tous consulter, et ne suivraient pas nécessairement le traitement. C'est pourquoi un ajout systématique de vitamines dans les aliments a été envisagé. Deux supports sont possibles : le pain et les boissons alcoolisées. Supplémenter la farine, techniquement simple, constitue une pratique courante en Australie, en

Angleterre et aux États-Unis ; elle a permis de faire régresser le béribéri en obligeant à l'addition de vitamine B1. S'agissant de boissons alcoolisées, l'opération n'a jamais été mise en place à grande échelle. Elle aurait l'avantage d'être évidemment mieux ciblée vers les consommateurs excessifs. Certains alcoologues l'ont d'ailleurs déjà préconisée. Les doses optimales seraient de soixante milligrammes par litre de vitamine B1 pour les spiritueux, quinze milligrammes par litre pour le vin, et sept milligrammes par litre pour la bière ou le cidre. Des essais techniques ont même été réalisés : la stabilité de la vitamine à ces doses semble bonne, sauf pour le vin, probablement en raison des tanins. Les études d'acceptabilité montrent l'absence de goût, les sommeliers peuvent être sans inquiétude.

Arguments majeurs, l'analyse économique et les calculs financiers se révèlent positifs. En effet, en comptant l'hospitalisation et la convalescence, le coût d'une encéphalopathie de Gayet-Wernicke avoisine quarante mille francs. La maladie qui frappe approximativement dix mille personnes par an, évolue souvent malheureusement vers le gravissime symptôme de Korsakoff, qui implique un placement définitif en institution spécialisée. Le coût annuel global de ces deux maladies se situe aux environs de cinq milliards de francs, il est pris en grande partie en charge par la Sécurité sociale.

Aux doses retenues par les spécialistes, le coût d'un ajout en vitamines dans le vin serait de cinquante-sept centimes par litre. En traitant vin, bière, cidre et spiritueux, le prix d'une supplémentation généralisée atteindrait trente-cinq millions de francs. Elle serait donc rentable en diminuant elle aussi, ne serait-ce que de 1 % les cas d'encéphalopathie de Gayet-Wernicke et de symptôme de Korsakoff ! Or supplémenter toutes les boissons alcoolisées pourrait théoriquement faire disparaître totalement de telles pathologies.

La mesure serait donc incontestablement rentable, mais difficilement imaginable, pour de multiples raisons, administratives et éthiques. Il n'en reste pas moins vrai que faire boire à tous les Français des boissons alcoolisées supplémentées en vitamine B1 aux frais de l'État coûterait moins cher que de traiter les quelques alcooliques qui deviennent très malades, par carence en vitamine B1. En attendant, la prévention des encéphalopathies et neuropathies carentielles doit passer par la prescription de vitamines du groupe B... qui ne sont plus remboursées par la Sécurité sociale. Il y a quelques années, l'arrêt du remboursement de celles-ci a conduit à une chute très sensible de la vente de vitamine B, témoignant que les prescriptions ne sont plus suivies : les malades (et les personnes âgées) n'achètent plus leurs vitamines. Le remboursement de la vitamine B devrait sans doute être réenvisagé afin de ne pas récolter dans l'avenir les conséquences de l'absence de sa prise (même épisodique) ; on voit déjà réapparaître dans les services des hôpitaux les encéphalopathies carentielles qui avaient disparu, en particulier chez les personnes âgées. Si l'État ne veut plus ou ne peut plus rembourser, il peut obliger les industriels à complémenter...

Complémenter en bonnes graisses : pourquoi, avec quoi ?

Un exemple de déséquilibre actuel concerne les acides gras polyinsaturés ; la famille linoléique (oméga-6) est maintenant présente en excès dans l'alimentation occidentale, tandis que la famille alpha-linolénique (oméga-3) fait défaut à deux titres : non seulement il n'y en a pas assez quantitativement, mais en outre l'équilibre entre les deux familles est rompu par excès d'acide linoléique.

Rapport quantitatif des familles alpha-linolénique et linoléique dans l'alimentation des :
Esquimaux : 3/1
Japonais : 1/3
Hommes de Cro-Magnon : 1/5
Hommes occidentaux actuels : 1/15 à 1/50 → **Danger !**
Valeur conseillée : 1/6

Manger du poisson (gras) deux fois par semaine divise par au moins deux le risque de maladies cardio-vasculaires (parmi lesquelles celles qui touchent les artères du cerveau sont hélas nombreuses). Car il contient d'excellentes graisses, qui construisent et maintiennent en vie les cellules de notre corps ; elles sont par ailleurs de véritables médicaments. Encore faut-il que le poisson soit bien préparé. En effet, il importe de ne pas ignorer qu'un poisson trempé dans un bain de friture perd totalement son pouvoir, car ses bonnes graisses sont dissoutes par l'huile ; en revanche, il se comporte comme un buvard qui absorbe avidement cette huile chauffée, souvent saturée, quand elle n'est pas rance ni oxydée ; de médicament, le poisson ainsi préparé devient un poison potentiel. Il faut également savoir que le surimi est de la protéine de poisson totalement dégraissé, donc un aliment inutile dans l'objectif de santé pour les artères, y compris et surtout celles du cerveau.

Une autre action palliative serait de supplémenter les aliments avec des huiles de poisson judicieusement choisies (à la teneur en acides gras des deux familles garantie). En effet, les poissons de pêche en mer ont une composition lipidique variable selon les espèces et, au sein d'une même espèce, selon la saison, la latitude, la température de l'eau. Par rapport à ceux qui sont sauvages, les poissons d'élevage, du fait de leur alimentation, peuvent ne contenir que le dixième des molécules actives. Les producteurs d'huile, en choisissant les poissons, les dates et les lieux de leur pêche, en mélangeant les espèces, peuvent proposer des huiles dont la teneur en molécules actives est constante et garantie. Les aliments enrichis en huile de poisson présenteront donc un intérêt incontestable – ils existent d'ailleurs déjà dans certains pays – afin que l'efficacité des artères, la qualité et le succès des organes assurent la performance de la tête et des jambes. Le projet est ambitieux, mais il devrait être réalisé un jour ou l'autre. Le Centre d'étude et d'information sur les vitamines s'y attelle vigoureusement.

Chapitre 4

Dormir mieux

Si l'on en croit les enquêtes, près d'une personne sur trois se plaint de troubles du sommeil. Cette récrimination constitue l'excuse facile et commune de maintes insuffisances diurnes. Mais près d'une personne sur cinq érige ce trouble en nuisance grave. Les femmes en sont plus souvent victimes que les hommes, et les personnes âgées plus volontiers que les jeunes. Mal dormir est vécu comme un handicap majeur. Certaines périodes de la vie, par leur contexte affectif, social ou économique, et certains modes de vie affectent l'importance relative et la qualité de la veille et du sommeil. Pourtant, le fait d'avoir besoin de peu de sommeil n'est pas nécessairement un inconvénient. La réussite ne consacre-t-elle pas ceux qui ont la chance de pouvoir accomplir deux journées en une ? Comme l'ont bien illustré de célèbres chefs d'États, de brillants stratèges militaires, de redoutables industriels et quelques grands criminels.

On distingue d'une part des phases de sommeil qualifié de lent, et d'autre part des temps de sommeil que l'on appelle paradoxal. Le premier doit son nom au fait qu'il correspond à un tracé électro-encéphalographique constitué d'ondes de grande amplitude et de faible fréquence. D'après la nature de ces deux paramètres, quatre stades sont définis par les électrophysiologiques. Ils correspondent à un sommeil de plus en plus profond, dont il est de plus en plus difficile de sortir le sujet par des stimulations sensitives ou sensorielles. Le sommeil lent occupe environ les trois quarts de la durée de la nuit. Dans le premier sommeil, le stade 4 est généralement atteint. Durant les autres épisodes de sommeil lent, le sommeil est plus léger : il n'atteint que le stade 3, et pour les épisodes les plus tardifs, il ne va pas au-delà du stade 2. La phase d'endormissement correspond à l'entrée dans la première phase de sommeil lent. Mais le sommeil est fragmenté en temps d'une durée moyenne de quatre-vingt-dix minutes, reliés par un épisode de sommeil paradoxal. Ce dernier occupe un cinquième de la durée de la nuit. Cet ensemble laisse ainsi la place à de brefs éveils nocturnes, tout à fait physiologiques, qui occupent 3 à 5 % de la durée de la nuit. Au décours d'une excellente nuit, il est commun de se retrouver dans une autre position que celle dans laquelle on s'était endormi, preuve que l'on a bougé, que l'on s'est réveillé.

Le sommeil paradoxal, découvert par le Français Michel Jouvet, interrompt les phases de sommeil lent. Il est qualifié de paradoxal car il s'accompagne d'une activité électrique intense, rapide, faite d'ondes multiples, de haute fréquence et de faible amplitude, particulièrement perceptibles au niveau de certaines structures cérébrales. Ces phénomènes sont accompagnés d'une chute importante du tonus musculaire, ils sont associés à des mouvements rapides des yeux derrière les paupières closes. Chez le sujet masculin, tant chez le nourrisson que chez le vieillard, en dehors même de tout rêve érotique, une érection pénienne apparaît. Ces phases de rêves contribuent à l'entretien de certaines formes de mémoire. Elles en constitueraient le formatage ou la vaccination de rappel. Soulignons encore que l'humeur de nos jours est très vraisemblablement influencée par les rêves de nos nuits et, plus encore, par les cauchemars. Une restriction en sommeil paradoxal durant plusieurs nuits, comme le permet l'usage de certains hypnotiques, se traduit par un rebond compensatoire à l'arrêt de ceux-ci. D'où des nuits agitées, qui incitent volontiers à reprendre le médicament, en quantité plus importante, ce qui accroît la dépendance.

Il demeure d'énormes inconnues quant à la compréhension de la physiologie du sommeil paradoxal ; le mystère est presque entier quant à l'importance du rêve dans le cadre de l'édification de la personnalité, du maintien de la santé mentale comme physique, des performances intellectuelles. L'effet des hypnotiques est sans doute loin d'être anodin, quand on sait qu'ils réduisent la durée du sommeil paradoxal, ou perturbent gravement l'architecture et le rythme du sommeil. D'ailleurs, les geôliers peu scrupuleux savent bien que priver de sommeil paradoxal un prisonnier l'annihile mentalement, avant de le rendre fou.

Tout d'abord, il faut s'endormir. L'endormissement difficile engendre un agacement qui devient un énervement, état mental qui ne constitue pas l'antichambre rêvée du sommeil. C'est une circonstance favorable à une rumination douloureuse sur les problèmes du moment, souvent traversée de vives appréhensions. Ce qui vient d'être fait est jugé mal fini, la tâche qui est prévue pour le lendemain paraît démesurée, le caractère des collègues et du conjoint deviennent acariâtres.

On peut parler d'insomnie d'endormissement lorsqu'il faut au moins trente minutes pour s'endormir. Il est impossible d'arrêter en quelques dizaines de mètres un bateau lancé ; dans le même esprit, ne peuvent s'éteindre rapidement, ni un éveil extrême, ni une attention soutenue, ni une idéation phosphorescente ; surtout quand elles sont épaulées par quelques excitants psychiques, drogues, médicaments ou aliments (vitamine C, café, thé, tabac, par exemple). Les matraquages et les éclairages psychédéliques, les danses endiablées, la musique tonitruante, les flots d'hémoglobine déversés par toutes sortes de médias ne constituent certainement pas non plus la préparation idéale au sommeil, ni d'ailleurs un bon moyen pour l'entretenir. En revanche, se coucher très tôt n'entraîne pas des rêves plus longs ni meilleurs !

Pour dormir...

Pour traiter les insomnies d'endormissement, il existe des hypnotiques qui agissent vite et durant une période assez brève. En vérité, leur utilisation ne devrait se faire que lorsque le respect des règles élémentaires d'hygiène et de diététique échouent. Le médicament ne doit pas constituer un moyen de faire l'économie d'un double vitrage ou de boules Quiès. Il ne doit pas être un pansement sur nos petites faiblesses, un moyen de boire encore du café après seize heures... Il convient de n'en pas faire une habitude, de ne pas lui laisser le temps de créer l'ankylose psychologique qui conduit à renoncer à s'assumer pour surmonter les problèmes. Il ne doit être utilisé que transitoirement.

Le monde végétal n'est pas très prodigue en principes actifs possédant des vertus hypnotiques. Ironiquement, le pavot a pour nom latin *papaver somniferum* ; la morphine qu'il produit fait référence à Morphée, la déesse des songes, fille de la nuit et du sommeil dans la mythologie grecque. On peut au mieux lui prêter des vertus sédatives, propices à l'accès au sommeil, mais en aucune façon des propriétés véritablement hypnotiques. Prendre de la morphine pour dormir serait un peu comme utiliser un marteau-pilon pour écraser une mouche ! Si les vertus du coquelicot sont vantées à l'égal de celles de l'aubépine, du tilleul ou de la valériane, la preuve de leur efficacité reste encore à faire. La persistance de leur utilisation s'explique sans doute par le fait que se coucher en se disant que l'on va bien dormir peut aider à trouver le sommeil ; c'est du moins ce qu'affirment les détracteurs de l'herboristerie.

À côté du bon vieux verre de lait chaud, on ne trouve donc guère que l'ail qui ait un pouvoir narcotique. Après un bon aïoli, si possible arrosé au mieux, une douce somnolence s'impose et rien ne vaut alors une petite sieste au frais. Les rêves qu'elle produit sont empreints d'un jaune lumineux. Et l'haleine odorante à souhait chasse, paraît-il, les mouches qui viendraient gêner le repos délicat du dormeur !

... et pour ne pas dormir

Comment éviter de dormir ? En utilisant des excitants, bien sûr. Mais la recherche de la performance au mépris des besoins de sommeil peut aboutir au désastre.

Au début de ce siècle, la strychnine, extraite de la noix vomique, fut mise à contribution pour ses qualités euphorisantes et stimulantes. Malheureusement, ses propriétés ne se manifestent qu'à proximité de ses effets convulsivants. L'utilisation fut donc rapidement abandonnée.

La caféine des grains du caféier est largement consommée dans une boisson que Leonhard Rauwolf, médecin et botaniste, fut un des premiers Européens à décrire au XVIe siècle. La caféinomanie sévit dans le monde entier, apparemment sans dommage. Toute réunion se doit d'être ponctuée d'une tasse de ce jus noir, dont la valeur gustative n'est pas en relation avec la teneur en caféine. La coquetterie oblige à apprécier la couleur, la saveur, et la chaleur, évacuant l'alcaloïde d'où le succès du « déca ». C'est pourtant grâce à l'alcaloïde que les autres qualités sont d'abord devenues historiquement supportables, avant que d'être prisées puis bientôt recherchées pour elles-mêmes. En d'autres termes, il semble que sans caféine, le café n'aurait sûrement connu aucun succès. On n'en aurait probablement jamais parlé.

Dans une tasse de thé, on trouve également de la caféine, cinquante milligrammes environ, la moitié de ce que contient une tasse de café. Une tasse de thé normalement infusé contient aussi un milligramme environ de théophylline.

Parmi les stimulants psychiques d'origine naturelle, certains ont des effets toxicomanogènes très manifestes. C'est le cas de la cocaïne, ou de la cathinone délivrée par la mastication des feuilles du khat, un arbrisseau d'Arabie et du Yémen. Isolée des feuilles de coca par A. Niemann, en 1860, en Allemagne, la cocaïne entreprit, à l'état pur, une nouvelle carrière. Sigmund Freud en fut un des plus éminents adeptes, ce qui lui valut, au rythme où les effets toxicomanogènes s'établissaient, de sévères critiques. Elle a néanmoins persisté en thérapeutique grâce à ses effets anesthésiques locaux. C'est une des drogues prisée par les milieux cossus de l'art et du spectacle, ce qui est tout à fait redoutable car ils font du prosélytisme.

La chimie de synthèse a forgé dans ses cornues des molécules, des psychamines (ou amphétaminiques) par référence à leur chef de file, l'amphétamine. Il s'agit d'une molécule chimiquement très simple. Un motif chimique de base, inclus dans diverses molécules plus complexes, leur confère le profil pharmacologique caractéristique de l'amphétamine. C'est un psychostimulant, euphorisant, antisommeil, vasoconstricteur et hypertenseur, dont les effets coupe-faim sont appréciables ; mais il stimule le travail cardiaque. Les risques de leur utilisation résident dans l'exacerbation de leur effet. Il s'agit de toxicité cardio-vasculaire, induction d'épisodes délirants paranoïdes, création d'états dépressifs à l'arrêt du traitement, tolérance progressive aux effets recherchés conduisant à accroître les doses. Dans les usines d'armement du Japon, pendant la guerre nippo-américaine, les rendements des travailleurs avaient été augmentés en distribuant aux ouvriers ces amphétamines. Quelques années plus tard, la toxicomanie par les amphétamines affecta les grandes villes japonaises où elle touchait près d'un habitant sur cent. De façon très officielle, les soldats britanniques et allemands, pilotes en particulier, ont fait aussi usage de l'amphétamine. Schématiquement lors d'une épreuve d'examen, l'étudiant « amphétaminé » se trouve génial, mais il est le seul à émettre cette appréciation, qui n'est absolument pas partagée par l'examinateur.

Une bonne substance d'éveil ne doit pas être génératrice d'anxiété, ne pas donner lieu à une tolérance manifeste, ne pas créer de dépendance et ne pas induire des accès psychotiques ou dépressions consécutives. Une multitude de laboratoires sont à sa recherche, mais à ce jour la récolte est maigre.

Une molécule éveillante, non amphétaminique a été cependant découverte récemment, c'est le modafinil. Elle se révèle non anxiogène, à des doses où elle suscite pourtant une stimulation de l'activité locomotrice comparable à celle induite par l'amphétamine. Cette molécule exerce des effets très intéressants dans les états d'hypersomnie et les attaques de cataplexie-narcolepsie, encore désignées sous le vocable de syndrome de Gélineau. Cette affection, heureusement rare, est constituée d'accès de sommeil diurnes inopinés avec diminution brusque du tonus musculaire. Le monde militaire est bien évidemment très intéressé par les substances éveillantes. Elles peuvent permettre au soldat d'intervenir loin de ses bases pendant plus longtemps. À condition d'être stimulé, car il est possible de s'endormir avec ce médicament ; en réalité, il empêche le sommeil excessif, mais n'éveille pas vraiment.

Une application intéressante de ces substances éveillantes serait de dynamiser les sujets du troisième âge, de restructurer leurs cycles veille-sommeil, d'accroître leur éveil et de supprimer leurs accès irrépressibles à l'endormissement pendant la période diurne, en restreignant le sommeil sur la seule période nocturne. L'Adrafinil, commercialisé de longue date, même si on ne comprend pas encore bien son mécanisme d'action, en est un exemple. Il exerce les effets du Modafinil, mais avec une plus faible intensité.

Quoi qu'il en soit, la loterie génétique fait que certains doivent dormir huit heures pour être en forme, alors que d'autres se contentent de la moitié. Inutile de violer notre biologie intime : *la force d'un jour risque de provoquer la faiblesse du lendemain.*

Chapitre 5

Courir plus loin

Pour développer et maintenir les capacités physiques, aussi bien chez le sportif que chez monsieur ou madame Tout-le-monde, quoi de neuf depuis Platon, qui préconisait le pain, le miel, les olives, les lentilles, le poisson, les noix et les figues ?

À chacun son sport, à chacun son régime

Les dépenses de l'organisme, et ses besoins, varient selon que l'on pratique une activité physique de loisir, que l'on s'adonne à un effort intense de courte durée ou bien à la compétition de haut niveau. Seule une toute petite minorité de personnes est concernée par cette dernière. Curieusement, elle n'implique *a priori* que les jeunes ; après quarante-cinq ans, il n'y a plus de champion mondial toute catégorie, sauf cas rarissime. Vouloir le devenir conduit chez le psychiatre ou, plus sûrement, au cimetière. En revanche, une exception notable consiste dans la compétition entre personnes du même âge. Il n'en reste pas moins que la course au jogging a plus fait souffrir le budget des hôpitaux que procuré de plaisir à ses nouveaux adeptes quinquagénaires. Quant aux enfants, s'il n'apparaît de façon évidente : ils sont extrêmement doués pour un sport particulier, la spécialisation précoce constitue une source de difficulté de santé ultérieure, pour la structure de leur corps et leur santé.

Vis-à-vis de la diététique, les sportifs réagissent de manière extrême. Ils la négligent ou bien, sous l'influence de certains gourous, lui attribuent une importance excessive, voire obsessionnelle. Cette situation contribue à véhiculer des idées erronées qui, le sport occupant une place importante dans les médias, finissent par toucher même le public des non-sportifs. C'est ce qui explique aussi l'utilisation de préparations commerciales d'utilité très inégale, quand elles ne sont pas nuisibles. Comme le souligne le docteur Astier-Dumas, on ne peut que féliciter certains industriels de se préoccuper de diffuser les conclusions des nutritionnistes, en particulier en ce qui concerne les protéines. Mais on ne peut que regretter que certains de leurs produits ne comportent pas l'étiquetage nutritionnel qui permettrait au consommateur de les replacer dans le cadre de ces recommandations...

Quelques remarques de bon sens s'imposent. Si la physiologie de l'être humain soumis à un effort physique est un domaine d'étude et de recherche en pleine expansion, les connaissances actuelles sont encore très fragmentaires ; elles sont susceptibles d'évoluer au fur et à mesure des progrès de la recherche. Par ailleurs, l'alimentation du sportif est un sujet complexe : il faut évidemment tenir compte du type d'effort fourni, de sa durée, de l'intensité. Les études effectuées chez les sportifs de compétition ont fourni des indications intéressantes, mais elles doivent être transposées avec beaucoup de prudence pour donner des conseils à tous ceux qui s'efforcent de sortir d'une vie trop sédentaire et qui pratiquent, quand ils le peuvent, des activités sportives, même si elles sont parfois intenses.

De l'eau avant toute chose

Le rendement du travail musculaire n'est pas total, les déperditions sont relativement importantes. L'efficacité de la transformation d'énergie chimique en énergie mécanique (le travail musculaire) est au maximum d'un quart, car il apparaît, inévitablement, une production de chaleur qui représente les trois quarts (ou davantage) de l'énergie chimique utilisée. À titre de comparaison, dans les locomotives à vapeur, le rendement est également d'un quart, c'est-à-dire qu'une partie seulement de l'énergie libérée par la combustion du charbon dans la chaudière peut servir à la traction du train, tout le reste est perdu en chaleur. Les engins qui lui ont succédé sur rail, route, mer et dans les airs ont des rendements meilleurs, plus performants donc que la machine humaine. Cette importante production de chaleur engendrée par l'effort musculaire doit impérativement être évacuée, afin d'éviter que la température du corps n'augmente. En effet, elle ne peut en aucun cas dépasser quarante degrés centigrades pendant trop longtemps.

Parmi les différents mécanismes d'élimination de la chaleur, le seul qui soit efficace et puissant consiste en l'évaporation d'eau à partir de la surface du corps. Ainsi, la transformation d'un litre d'eau en vapeur par la peau permet d'évacuer six cents kilocalories. En conséquence, pour un effort intense et prolongé, le débit sudoral peut atteindre un litre de sueur par heure, et même le dépasser. Toutefois, ce mécanisme dépend de l'hygrométrie de l'air, de sa température, de sa vitesse de circulation. Si l'effort physique est réalisé dans une ambiance chaude et humide, la déperdition sera beaucoup moins grande, et donc moins efficace, que pour le même travail musculaire effectué par temps frais, sec et venté.

Mais une transpiration importante risque de perturber l'équilibre hydrique ou hydroélectrolytique du sportif. Le déficit en eau est sans conséquence tant qu'il ne représente pas 2 % de la masse corporelle ; entre 3 et 6 %, il risque de se révéler fâcheux ; s'il excède 7 % de la masse corporelle, il peut devenir dangereux, c'est-à-dire entraîner des malaises, des coups de chaleur, voire une mort subite. Les personnes qui, dès les premiers jours de leurs vacances, sans entraînement préalable, se lancent dans des aventures pouvant demander de très gros efforts musculaires pendant plusieurs heures risquent des pertes d'eau importantes ; leurs vacances débutent alors par un malaise. C'est pourquoi *il est essentiel de boire à l'occasion de toute activité sportive entraînant une sudation importante.* Une absorption accrue de liquides devient alors indispensable pour éviter la déshydratation. Elle peut du reste améliorer la performance pendant un exercice prolongé. *Il convient de commencer à boire sans attendre la sensation de soif,* qui est tardive par rapport au déficit hydrique ; il est important de fractionner les prises liquidiennes. *La température de l'eau* (ou de toute autre boisson, mais l'eau reste le liquide de choix) *sera de préférence de dix ou douze degrés. L'eau glacée n'est pas conseillée.*

La sueur contient des ions minéraux, principalement cinq à six grammes de chlorure de sodium par litre. Toutefois, phénomène d'adaptation particulièrement utile chez les sujets entraînés, en ambiance thermique chaude la concentration de la sueur en chlorure de sodium est nettement plus faible (un à deux grammes par litre) que chez les individus non entraînés ou non acclimatés. Par conséquent, cet intéressant mécanisme diminue beaucoup les pertes de sodium. *Les liquides de boisson peuvent donc contenir des sels, dont la concentration sera fonction de la durée de l'exercice et des conditions climatiques.* Lorsque l'exercice est de courte durée et que la sudation est faible, les sels sont tout simplement reconstitués par une alimentation normale prise après l'effort.

Alimentation et performances sportives

L'alimentation influence bien évidemment de façon significative la performance sportive. Pendant les journées qui précèdent la compétition ou l'effort intense (randonnée en VTT ou ascension en haute montagne par exemple), un régime alimentaire bien conduit permet de se trouver dans les conditions optimales pour faire face aux exigences métaboliques des efforts prévus. Par conséquent, un régime alimentaire approprié, en termes de quantité mais aussi et surtout de qualité, aura pour effet d'optimiser la performance ; il faut le suivre avant, pendant et après l'entraînement ou la compétition. *Dans un régime adapté concernant la plupart des sports, les glucides devraient représenter environ 60 à 70 % de la ration énergétique totale* (avec de fortes quantités de sucres à distribution lente : pâtes, mais aussi pain, riz, légumes secs), *les protéines environ 12 %, le complément provenant des matières grasses, soit 20 à 30 %.*

La consommation de matières grasses ne devrait pas excéder un tiers de la ration énergétique totale. Un apport supplémentaire n'est pas recommandé pour l'entraînement ni pour la compétition ; le corps est en effet capable de mobiliser l'importante réserve d'énergie dont il dispose grâce aux matières grasses stockées dans son tissu adipeux. À l'exception des cas où il est nécessaire de réduire le taux de graisses dans le corps, il reste cependant important de maintenir cette réserve en ingérant suffisamment de matières grasses entre les périodes d'exercice.

Il est tout à fait logique que la ration alimentaire totale soit augmentée afin de répondre aux besoins énergétiques accrus liés à la compétition ou à l'entraînement, et ce d'autant plus que la dépense physique est importante : un rugbyman a besoin de plus de calories qu'un tireur au pistolet. Le maintien de l'équilibre énergétique est facilement évalué en surveillant le poids du corps, les données physiologiques fournies par le laboratoire d'analyse et l'alimentation. Lorsqu'une réduction de poids est nécessaire, celle-ci devra se faire graduellement, et non pas immédiatement avant le championnat ou l'épreuve.

Dans les compétitions sportives de grande intensité et de longue durée (telles que les sports à sprints multiples et ceux d'endurance), la performance est généralement limitée par la disponibilité de glucides de l'organisme. Le glucose est en effet le substrat énergétique de base de la cellule musculaire en contraction. Des régimes riches en glucides (même supérieurs de deux tiers à la ration énergétique totale) maximisent les réserves d'énergie d'origine glucidique (glycogène) et améliorent la performance dans ce type d'effort. L'efficacité des pâtes est maintenant bien reconnue. Une alimentation riche en glucides est également nécessaire pour soutenir un entraînement intense à un rythme quotidien. Les besoins en sucres et en amidons, à la fois sous forme solide et liquide, varient évidemment en fonction de la durée et de la nature de l'activité physique.

Quoi qu'il en soit, *manger des morceaux de sucre avant l'effort est non seulement inutile mais nuisible* : cela provoque une hyperglycémie ; celle-ci induit une hyperinsulinémie, entraînant une hypoglycémie réactionnelle en début d'exercice, ce qui est manifestement à déconseiller. Prendre le départ d'une course avec les jambes molles et la tête avachie n'augure pas du succès de l'entreprise.

Les apports en vitamines doivent-ils être augmentés chez les sportifs ?

Les besoins en chacune des vitamines qui interviennent dans les grands métabolismes *sont accrus proportionnellement à l'élévation des besoins énergétiques.* En particulier la thiamine (B1) qui joue un rôle important dans le métabolisme glucidique. La vitamine C est nécessaire à la synthèse, à partir de la lysine, de la carnitine qui est indispensable à l'entrée des acides gras dans les mitochondries, où ils sont oxydés ; le résultat étant une production d'énergie. La vitamine E limite les effets délétères (les peroxydations dues à la fabrication de molécules éminemment agressives appelées radicaux libres) de l'oxygène, qui est utilisé en moins grande quantité au repos que lors de l'effort musculaire. La riboflavine (B2), la niacine (PP), la pyridoxine (B6) interviennent aussi. Pratiquement, si l'alimentation du sportif est équilibrée et variée, l'augmentation de la quantité de vitamines absorbées reste en proportion de l'augmentation de la quantité des aliments ingérés.

Il est donc nécessaire d'assurer un bon apport en vitamines

à tous les sportifs. Mais il ne sert probablement à rien de prendre des doses très élevées. Une seule exception cependant : les sports où le compétiteur est affecté à une catégorie de poids. En effet, avant la compétition, il mange moins pour maigrir. Des supplémentations sont donc alors possibles.

Il en est de même pour les éléments minéraux et les oligo-éléments. Une attention particulière devrait être accordée au fer et au calcium, notamment chez les jeunes femmes. Les autres oligo-éléments ne doivent pas être négligés, le zinc, le cuivre, le manganèse, mais aussi le sélénium, dont l'une des fonctions importantes est de protéger contre l'oxydation, de concert avec la vitamine E.

Les sportifs risquent fort la carence en fer

Plusieurs mécanismes sont absolument déterminants pour la performance sportive. Parmi ceux-ci, une place prépondérante est occupée par la fixation de l'oxygène, son transport sanguin par l'hémoglobine et son utilisation musculaire. Les perturbations du métabolisme du fer, de l'hémoglobine ou des globules rouges sont responsables d'une diminution de la capacité de transport de l'oxygène dans l'organisme, ce qui est évidemment néfaste pour la performance. Le fer constitue le socle de toute activité physique.

L'anémie, dont les origines se trouvent dans la carence en fer ou la diminution du taux sanguin d'hémoglobine, est tout à fait possible, notamment chez les coureurs de demi-fond ou de grand fond, les marathoniens et les ultramarathoniens (cent soixante kilomètres), les marcheurs athlétiques, les cyclistes de haut niveau ou professionnels, les rameurs, les skieurs de fond, les crossmen et bien d'autres encore.

D'une manière générale, *les sportifs d'endurance semblent être particulièrement touchés par la déficience en fer*. Ces anomalies, patentes chez les hommes, sont encore plus évidentes chez les femmes aux anémies plus importantes en terme d'intensité et de fréquence, simplement pour des raisons physiologiques.

Par ailleurs, le corps d'un sportif d'endurance est soumis à un certain nombre de contraintes qui peuvent provoquer des pertes en fer supplémentaires : microtraumatismes, pertes digestives et sudorales. En effet, chez le coureur, chaque foulée entraîne un impact du pied sur le sol qui écrase les microvaisseaux. Ce choc, qui peut être violent, s'accompagne d'une hémolyse, c'est-à-dire de lésions de globules rouges, entraînant la libération d'hémoglobine dans le plasma. Un autre site de perte d'hémoglobine et de fer réside dans le tube digestif, en particulier sa partie basse. Les hémorragies digestives gastro-intestinales concernent pratiquement toujours des coureurs à pied, en particulier lors de marathon, voire d'ultramarathon. Il est relativement difficile de quantifier ces pertes, ou d'établir une relation entre l'exercice et la fuite d'hémoglobine ou de fer intestinal. Toutefois, leur fréquence semble liée à l'intensité de l'exercice, la température ambiante et la déshydratation. Enfin, le sportif d'endurance présente une augmentation de la concentration en fer de la sueur, associée à une évidente augmentation du débit sudoral.

Par conséquent, l'exercice musculaire entraîne des dépenses particulières en fer, résultat d'une part des pertes et d'autre part d'une augmentation et d'une accélération de la synthèse des globules rouges. *La viande apparaît donc comme un aliment intéressant pour couvrir les besoins en ce métal* ; en effet, elle est riche en fer héminique, facilement absorbé par l'organisme ; par ailleurs, elle favorise l'absorption du fer non héminique. La teneur en fer des viandes rouges est de l'ordre de deux à plusieurs fois supérieure à celle des viandes blanches. *Un autre moyen privilégié est la consommation de charcuteries, en particulier le boudin noir.* Au total, le fer dans les aliments d'origine animale est beaucoup mieux utilisé que celui présent dans les végétaux. L'acide ascorbique des agrumes améliore beaucoup l'absorption du fer.

Quantités d'aliments fournissant à un adulte la moitié de sa ration journalière de fer
(pour un enfant, il en faut autant)

Boudin	15 grammes
Moule, cacao	25 grammes
Foie de porc	40 grammes
Foie de bœuf et agneau, lentille, haricot blanc	50 grammes
Huître, foie de lapin, persil	75 grammes
Rognon, pois sec	80 grammes
Foie de veau, datte	100 grammes
Bœuf, dinde, cœur, amande, noisette, pruneau, groseille	125 grammes
Mouton, poulet, lapin, épinard	150 grammes
Porc, œuf	200 grammes
Oie, poisson, cervelle, œuf, noix, cacahuète, olive, cresson, pissenlit, blette, pain complet	250 grammes
Certains fruits et légumes verts	350-750 grammes

Milligrammes de fer *absorbé* par portion

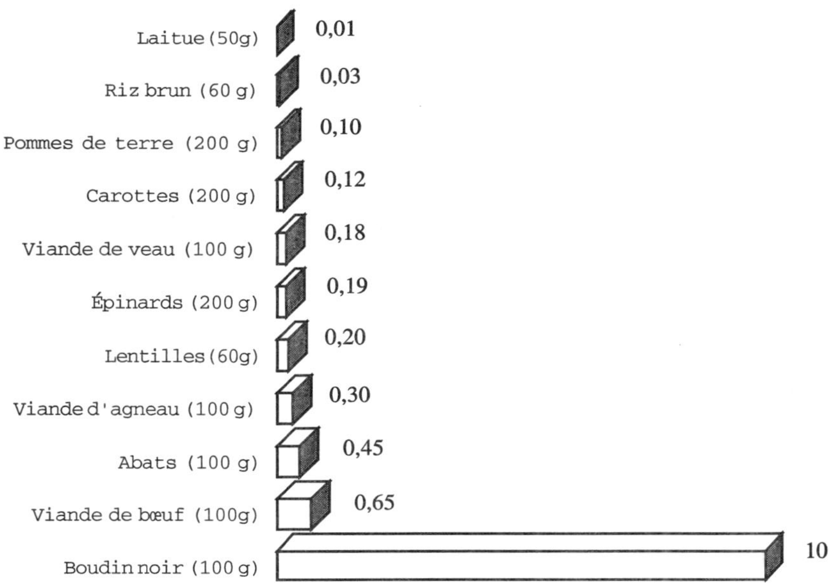

Le zinc de l'effort réussi

Le zinc, avec le manganèse et le cuivre, est évidemment important chez le sportif. En effet, il intervient, par exemple, à différentes étapes de la synthèse protéique ; il est par ailleurs indispensable à la croissance, au maintien et à la défense de l'organisme ; il assure la structure d'hormones peptidiques importantes telles que l'insuline, dont le rôle est fondamental dans le métabolisme glucidique de tout un chacun, plus encore chez le sportif d'endurance, tant avant que pendant et surtout après l'exercice, lors de la régénération des réserves de glycogène. Cet important métal intervient directement dans les mécanismes biochimiques producteurs d'énergie en assurant l'utilisation efficace de l'oxygène, il participe à la protection contre les radicaux libres produits dans certains types d'exercice, en particulier ceux d'endurance.

Les déficits modérés en zinc provoquent une diminution de la capacité à l'effort, précisément ce que le sportif cherche à éviter ! La carence entraîne certains troubles de la croissance chez l'enfant, une diminution des défenses immunitaires, une augmentation de la fréquence des maladies cardio-vasculaires.

Les principales sources alimentaires de zinc sont les huîtres, le foie (notamment de volaille), les viandes, certains produits laitiers, les œufs et les féculents. Les produits carnés ont, en outre, le privilège de contenir un zinc particulièrement assimilable. Cette biodisponibilité est diminuée par les phytates contenus dans les graines et les légumes secs.

Un apport excessif en fer (notamment celui des végétaux) peut s'accompagner d'une mauvaise absorption intestinale du zinc, par un simple mécanisme de compétition. Toutefois, cet antagonisme entre le fer et le zinc ne semble pas s'appliquer lorsque le fer est de nature héminique. Afin de préserver l'assimilation du zinc, il semble préférable que le rapport fer/zinc demeure inférieur à deux, comme dans la viande de bœuf. Les facteurs prédisposants à un déficit en zinc sont par exemple l'alimentation végétarienne, la malnutrition protéino-calorique, l'augmentation des pertes lors des efforts renouvelés.

Quantités d'aliments fournissant à un adulte la moitié de sa ration journalière de zinc
(pour un enfant, il en faut les deux tiers)

Huître	25 grammes
Foie de volaille, de veau	70 grammes
Fromage à pâte pressée	100 grammes
Viande, haricot sec	125 grammes
Rognon	165 grammes
Œuf, cervelle, crevette, pain	250 grammes
Amande, noix, noisette	325 grammes
Légumes	2 500 grammes
Fruits	5 000 grammes

Quantités d'aliments fournissant à un adulte la moitié de sa ration journalière de cuivre
(pour un enfant, il en faut moins de la moitié)

Foie de veau, de mouton	10 grammes
Huître, moule, cacao	35 grammes
Foie de bœuf, germe de blé	75 grammes
Haricot blanc, noisette	100 grammes
Cervelle, pois sec, châtaigne, noix	175 grammes
Œuf, abats	500 grammes
Riz blanc, épinard, betterave, banane	750 grammes
Viande, fruits, légumes	1 500 grammes

Quantités d'aliments fournissant à un adulte la moitié de sa ration journalière de manganèse
(pour un enfant, il en faut le quart)

Amande, céréales	75 grammes
Fruits et légumes	250 à 500 grammes
Cervelle, abats, viande, poisson, volaille	1 500 grammes

Le marathonien : manger toujours équilibré, sauf avant la course

Le menu du marathonien avant la course doit être très particulier : il ne faut donc pas le généraliser, d'autant que vouloir devenir marathonien après la trentaine relève de l'entreprise de sabotage cardiovasculaire.

Le régime « scandinave » dissocié (trois jours lipido-protidiques, puis trois jours hyperglucidiques) est d'un intérêt qui est loin de faire l'unanimité, comme d'ailleurs tous les régimes dissociés, dont certains sont d'ailleurs franchement dangereux. Il en est de même pour le repas hyperglucidique, trois heures avant l'épreuve : il est quasi rituel, probablement bénéfique, sans que cela ne soit clairement démontré. En revanche, il faut contester fermement tout conseil préconisant que le dernier repas pris trois heures avant le marathon soit équilibré et comprenne tous les groupes d'aliments, certains instructeurs et entraîneurs vont jusqu'à conseiller en particulier beurre, fromage, poire cuite, semoule aux raisins. Ce régime serait réellement calamiteux ! Car le marathon représente un double risque. Le premier est intestinal, il est dû à l'activation du transit dans le côlon provoqué par les contractions musculaires abdominales rythmées par l'effort musculaire des enjambées ; ce qui entraîne, si le côlon est plein de résidus alimentaires non digestibles, un besoin de défécation. Celui-ci est particulièrement mal venu pendant la course ! Le deuxième risque porte sur une réduction de l'apport d'oxygène aux intestins, que l'on appelle ischémie mésentérique ; elle résulte de la réduction du volume des vaisseaux alimentant les intestins au profit de ceux irriguant les muscles locomoteurs, avec, pour conséquence, les douleurs digestives et les rectorragies (près d'un cinquième des coureurs est touché par ces pertes de sang par l'anus). Ce phénomène devient bien plus fréquent si les résidus alimentaires induisent une poursuite du transit (c'est le cas de la poire cuite et des raisins) ou si ce transit est activé par la sécrétion de bile induite par les lipides, le beurre et le fromage !

La plupart des marathoniens, ayant fait leurs fâcheuses expériences (diarrhées, douleurs), ont banni les fibres alimentaires et les lipides de leur menu, généralement vingt-quatre heures avant l'épreuve. Pour ce qui concerne le dernier repas avant la course, ils affectionnent des monceaux de spaghettis mais sans beurre. Version asiatique de la fable de La Fontaine : pour courir comme un lièvre, il faudrait manger une mixture à base de chair et de sang de tortue, tout au moins selon un entraîneur des athlètes chinoises qui ont battu des records sur quinze cents, trois mille et dix mille mètres !

Que manger après l'effort ?

Après l'effort physique, l'alimentation devrait apporter suffisamment de glucides pour reconstituer les réserves de glycogène, afin d'assurer les provisions pour la performance suivante. Mais en réalité les choses ne sont pas aussi simples. En effet, quand on observe la prise alimentaire spontanée de sujets sportifs, placés dans une situation de libre choix à la suite d'un exercice musculaire, de type athlétisme par exemple, on observe une inhibition initiale de la consommation de glucides. Instinctivement, après l'effort, ils en mangent même moins que quand ils étaient au repos. Ce phénomène s'estompe au bout d'une demi-heure puis s'inverse : deux heures après l'arrêt de l'activité, le désir envers les aliments glucidiques devient beaucoup plus important qu'il ne l'était au repos. Il n'est pas sûr que cet appétit retardé pour les sucres soit réellement physiologiquement satisfaisant. En revanche, dans les mêmes conditions d'activité physique, la prise alimentaire protéique reste pratiquement constante dans les deux heures suivant l'arrêt de l'exercice, elle est supérieure à ce qu'elle est au repos.

Il semble donc, en considérant les aspects comportementaux, qu'il convienne de prendre immédiatement après l'effort une ration glucidique et hyperprotidique de récupération ; si les conditions le permettent, il est souhaitable de différer d'une heure environ le repas qui pourra alors être non seulement glucidique mais aussi hyperprotidique.

En conséquence, *lors des activités musculaires intenses et prolongées, il est nécessaire de veiller à la prise d'un repas important une à deux heures après l'arrêt de l'exercice*, afin de profiter d'une hyperphagie physiologique, pour limiter un déficit calorique important sur les vingt-quatre heures suivantes. Un apport protéique est nécessaire, car il contribue à une meilleure récupération de la synthèse des protéines et assure la réparation musculaire. Aucun obstacle ne s'oppose à ce que les protéines soient apportées sous forme de viande. En effet, même en quantité importante, celle-ci ne provoque pas de majoration de la production d'acide urique, et donc n'inspire pas de crainte quant à la fonction rénale.

Plus de protéines lors de l'exercice musculaire ?

Les molécules productrices d'énergie lors de l'exercice musculaire sont avant tout des glucides et des lipides. Toutefois, à l'issue d'une pratique sportive de longue durée (le marathon étant l'exemple extrême), la dégradation des protéines augmente systématiquement, parfois de façon considérable. Le travail musculaire implique donc des besoins particuliers en protéines. Ils sont globalement et grossièrement définis par le bilan azoté, principale résultante au niveau de l'organisme entier des modifications locales du métabolisme protéique (car les acides aminés, maillons constitutifs des protéines, sont des molécules très riches en azote). Il est positif lorsque l'azote total ingéré sous forme alimentaire excède l'azote total excrété dans les urines, la sueur, les fèces ; il est négatif dans le cas contraire. Facile à mesurer, d'interprétation aisée, le bilan azoté est largement utilisé pour déterminer les besoins quotidiens en protéines ; logiquement, l'apport est satisfaisant lorsque le bilan azoté est équilibré.

Or l'activité musculaire s'accompagne souvent d'un bilan

azoté négatif, surtout si elle est inhabituelle. Les besoins en protéines des individus qui suivent des entraînements intenses sont plus élevés que ceux des personnes inactives, mais pas tant que cela ; à ceci près qu'un lanceur de poids a besoin de plus de protéines alimentaires pour assurer la vie de ses muscles qu'un employé de bureau filiforme. En fait, la plupart des athlètes consomment déjà suffisamment de protéines, grâce à leur ration énergétique accrue. Lorsque l'apport protéique journalier est de un gramme par kilo de poids corporel (la valeur recommandée par le CNERNA), l'initiation d'exercices musculaires chez des hommes habituellement sédentaires s'accompagne clairement d'une augmentation des pertes protéiques, et par conséquent d'un bilan azoté négatif. Les spécialistes de médecine du sport s'accordent pour affirmer qu'un apport protéique à un gramme et demi par kilo de poids corporel est alors nécessaire pour assurer l'équilibre.

Le chiffre se traduit, de manière pratique, pour un homme de soixante-dix kilos par une absorption de protéines comprise entre cent et cent vingt grammes par jour (dont la moitié est assurée par le steak de deux cent cinquante grammes ! En effet, dans la viande, les protéines ne représentent qu'environ un cinquième du poids). Ces valeurs correspondent environ à un doublement des apports nutritionnels conseillés pour un individu sédentaire.

Il faut considérer différemment les sports de force et de puissance anaérobie tels que l'haltérophilie, la musculation... En effet, les objectifs de ces sportifs sont différents, puisqu'ils souhaitent accroître, et parfois de façon considérable, leur masse musculaire. Positiver le bilan azoté peut se faire au détriment de la santé, et les limites semblent difficiles à préciser. Concrètement deux à deux grammes et demi de protéines par kilo de poids corporel par jour paraissent suffisants pour positiver largement le bilan azoté, cette recommandation paraît compatible avec la santé de l'individu. Dans certains milieux tels que le culturisme de haut niveau, les prises de protéines peuvent atteindre quatre à cinq grammes par kilo de poids corporel par jour, ce qui est, de toute évidence, exagéré.

Le corps humain n'est pratiquement pas capable de fabriquer des protéines à partir d'autres nutriments que les protéines elles-mêmes. Par conséquent, certains régimes, qui fleurissent en général les mois précédant les vacances estivales, sont tout simplement meurtriers ; leurs gourous, thuriféraires et propagateurs, sont donc des criminels. En effet, supprimer les protéines de l'alimentation oblige notre organisme à un véritable autocannibalisme : les muscles, dont le cœur, sont partiellement digérés, détruits, pour approvisionner d'autres organes comme le cerveau. Or une cellule musculaire qui disparaît ne repoussera jamais, le cœur fragilisé flanche, avec ou sans infarctus. Les protéines complexes occupent une place extraordinairement importante. Elles constituent le support architectural de notre organisme. Elles sont présentes partout, dans tous les organes, dans toutes les cellules. L'identité, la frontière, le centre fonctionnel, en un mot les membranes de nos cellules ne sont faites que d'assemblages de longues chaînes protéiques enchâssées dans une matrice de graisses (les lipides). En fait, tout ce qui vit est formé, à des degrés divers, de protéines. Elles participent à d'innombrables fonctions physiologiques, contribuent à la structure des cellules ; elles sont partie prenante dans les synthèses d'hormones et celles des acides nucléiques qui sont les éléments de base du matériel génétique ; elles constituent les très nombreuses enzymes, des facteurs de croissance, des anticorps et bien d'autres molécules d'intérêt biologique... Par ailleurs, certains assemblages d'acides aminés constituent des messagers chimiques d'importance considérable. En réalité, les protéines prennent part à toutes les fonctions vitales.

Notre organisme humain ne possède pratiquement aucune réserve de protéines mobilisables sans dommage. En conséquence, deux conditions impératives définissent une alimentation de performance : non seulement elle doit contenir des protéines en quantité suffisante, mais celles-ci doivent être de qualité en contenant dans de bonnes proportions les acides aminés essentiels.

Les protéines, quand elles sont de forme architecturale linéaire, sont de gigantesques trains formés d'une vingtaine de wagons différents (les acides aminés). Le nombre total de wagons, l'ordre de leur assemblage, l'effectif de chacun d'entre eux font que les molécules différentes sont innombrables. Mais les protéines peuvent aussi présenter des structures ramifiées : elles ont alors la forme de boules, de pelotes, d'arbres, de toiles d'araignées. Certaines sont toutes petites, d'autres sont énormes.

À l'exception notable des immunoglobulines, l'immense majorité des protéines de notre corps est fabriquée sous la règle absolue et rigide du patrimoine de l'hérédité génétique. Les possibles variations de leur composition en acides aminés sont extrêmement faibles. Les protéines sont l'expression de l'inné. Il importe donc de manger une variété satisfaisante de protéines afin que, toutes démontées, elles puissent fournir à notre organisme tous les acides aminés dont il a besoin. Les protéines de notre corps ne bénéficient pas d'une présence immuablement figée, mais elles sont au contraire renouvelées en permanence. À chaque instant, une partie d'entre elles est dégradée en ses acides aminés constitutifs, pour être remplacée par d'autres molécules nouvellement synthétisées, identiques à celles auxquelles elles se substituent.

Quelques acides aminés assemblés bout à bout définissent un peptide. Un peptide volumineux s'appelle un polypeptide et, s'il est plus gros encore, une protéine.

Lors de la digestion, ces protéines de toutes origines sont intégralement démontées en éléments individuels : les acides aminés. Ceux-ci traversent les intestins, ils sont transportés dans le sang pour être captés par les organes en fonction de leurs besoins. Les acides aminés sont alors utilisés pour synthétiser de nouvelles protéines, qui sont parfois presque exactement les mêmes que celles qui ont été mangées. Par conséquent, de manière simple, pour ne pas dire simpliste, *le meilleur moyen de faire du muscle est... de manger de la viande*, qui apporte directement les bons éléments, dans les bonnes proportions, est-il besoin de le préciser une fois de plus ?

Un sportif sérieux ne peut donc pas être végétarien.

Les acides aminés existent rarement à l'état libre dans la

nature. Ils sont eux-mêmes formés d'une chaîne carbonée de deux à douze atomes, toujours terminée par une fonction acide, l'avant-dernier chaînon carboné portant une fonction amine. Cette amine contient précisément de l'azote : on estime donc généralement le métabolisme des acides aminés en mesurant l'azote ; on résume et simplifie en parlant de bilan azoté. Les acides aminés naturels les plus courants sont au nombre d'une vingtaine. La plupart possèdent une chaîne linéaire, mais certains ont aussi un noyau aromatique (on le dit alors cyclique). Quelques-uns ont une seconde fonction chimique acide, amine ou alcool, ou sont porteurs d'un atome de soufre.

Parmi les acides aminés, certains peuvent être fabriqués par l'organisme humain à partir de substances chimiques plus ou moins voisines. D'autres au contraire ne le peuvent pas, ou ne sont synthétisés qu'en quantité beaucoup trop restreinte pour répondre aux besoins. Ils sont alors dits indispensables ou essentiels. Ce sont la lysine, la thréonine, le tryptophane, la méthionine, la valine, l'isoleucine, la leucine, la phénylalanine. Les besoins correspondants sont proportionnellement plus élevés chez l'enfant que chez l'adulte, ils sont particulièrement importants chez le nourrisson. Pour celui-ci, l'histidine est également indispensable.

La méthionine peut être partiellement remplacée par la cystine, on les réunit utilement et globalement sous le terme d'acides aminés soufrés. Il en va de même pour la phénylalanine et la tyrosine qui forment le groupe acides aminés aromatiques, car l'une et l'autre possèdent un noyau benzène dans leur molécule. Les protéines apportées dans l'alimentation sont soit d'origine végétale, soit d'origine animale. Elles n'ont pas toutes la même valeur biologique : tout dépend de la nature des acides aminés qui les composent. La protéine alimentaire est d'autant meilleure que la proportion d'acides aminés essentiels dans la masse des acides aminés totaux est élevé : 50 % pour l'œuf, 45 % pour la viande de bœuf, 40 % pour le petit pois et le soja, 30 % pour la farine blanche de blé.

Un bilan azoté négatif signifie que les besoins en protéines de l'individu ne sont pas couverts. Le muscle, mais aussi tous les autres organes, sont concernés. Les protéines jouant un rôle considérable dans l'organisme, cette déficience sera responsable d'un certain nombre de perturbations telles que, principalement, des dysfonctionnements du système immunitaire, une réduction du développement musculaire, une diminution de la force musculaire, et donc de la performance. Ce qui est manifestement contraire à l'objectif.

La valeur biologique d'une protéine alimentaire se mesure par la présence de l'ensemble des acides aminés qui la compose. Tous les acides aminés essentiels doivent être présents, avec entre eux un équilibre tel qu'il n'y ait pas de facteur limitant. Le facteur limitant fait que l'ensemble des acides aminés essentiels ne sera utilisé que dans la limite de celui d'entre eux qui est présent en plus petite quantité. Prenons par exemple un verre octogonal dont l'une des huit faces serait plus basse que les sept autres, ce verre ne peut évidemment se remplir qu'au niveau de cette face ; elle est le facteur limitant.

Pour un homme adulte de soixante-dix kilogrammes, l'apport protéique de sécurité est de cinquante à soixante grammes de protéines de référence. Ce qui représente, exprimé en protéines alimentaires usuelles dans un pays comme la France, *environ quatre-vingts grammes de protéines par jour* (dont une part doit être constituée de cent cinquante grammes de viande). Chez l'enfant, le besoin en protéines est bien évidemment plus important car il construit son organisme ; *de la naissance à deux mois, il lui en faut quatre fois plus par rapport à son poids.* D'une manière générale, il ne faut pas négliger le fait que chaque état physiologique implique des besoins spécifiques, en quantité et en qualité. Il en découle qu'une même alimentation fondée sur des normes standardisées ne peut être à la fois satisfaisante pour l'ensemble d'une population hétérogène, comprenant enfants, adultes et vieillards. Il faut donc prévoir autant d'équilibres en acides aminés qu'il y a d'états physiologiques différents. De plus, les besoins de chaque organe ne sont pas identiques, en quantité et en qualité et selon les moments. La vitesse de renouvellement des protéines du cerveau, par exemple, est divisée par cinq chez les vieillards. Plus que tout autre organe, le cerveau requiert un apport en acides aminés judicieux, contrôlé et très précis, afin d'élaborer ses innombrables protéines et synthétiser ses neuromédiateurs. Tout déséquilibre peut donc être préjudiciable au bon fonctionnement cérébral.

On trouve des protéines dans la plupart des aliments, mais leur concentration y est extrêmement variable. Les protéines d'origine animale sont bien évidemment celles des viandes, poissons, œufs et laitages ; globalement, ce sont les meilleures. Quant aux protéines d'origine végétale, elles sont très généralement de plus modeste qualité, car elles sont parfois carencées en certains acides aminés essentiels (qu'il nous faut impérativement trouver dans les aliments car notre organisme est totalement incapable de les fabriquer). Cela explique le grave danger pour la santé que représentent les régimes « végétaliens », excluant définitivement tous les aliments qui ne proviennent pas du règne végétal ; en revanche, les régimes « végétariens » (excluant la viande de l'alimentation, mais acceptant certains produits du règne animal comme le lait, le beurre, les œufs, le miel) approvisionnement l'organisme en protéines animales.

Vous lisez dans certains magazines mal informés ou vous entendez dire que vous consommez trop de viande. C'est faux. Certains assimilent viande et produits carnés ; ils font l'amalgame entre viandes, volailles, lapins, charcuteries, abats et quelquefois même les gibiers voire les poissons. D'autres affirment que vous consommez vingt-cinq kilos de viande de bœuf par an ; il faut savoir que ces chiffres prennent en compte, certes, la viande que vous allez retrouver dans votre assiette, mais aussi les os et les déchets. En effet, ces vingt-cinq kilos sont exprimés en TEC (tonne-équivalent-carcasse) et cette unité bureaucratique, qui ne représente rien pour le consommateur (c'est la division du poids total des animaux abattus par le nombre d'habitants), surestime de 25 à 30 % la quantité de viande de bœuf réellement absorbée par an et par personne. *En fait, vous ne consommez en moyenne que dix-huit kilos de viande de bœuf par an et par personne, soit cinquante grammes par jour ou un steak de cent*

Teneur en protéine des principaux aliments
(% du poids frais)

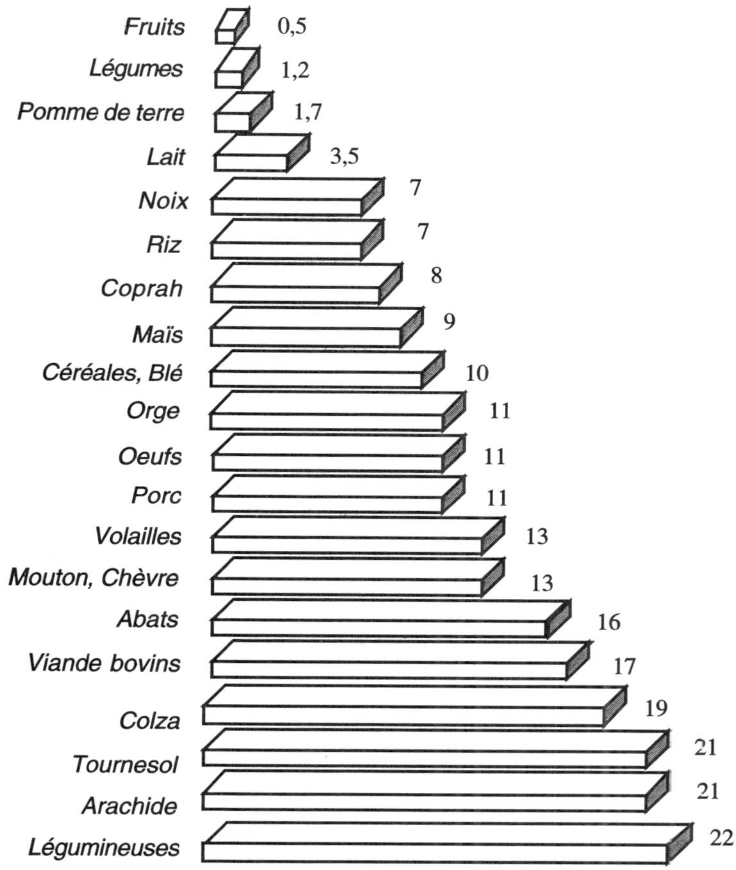

cinquante grammes tous les trois jours. Ce qui n'est sûrement pas excessif.

Toutefois, les protéines végétales ne doivent absolument pas être négligées. Elles constituent sans doute la richesse de l'avenir, celles des céréales accompagnent de multiples vitamines et minéraux. Les protéines végétales naturelles sont essentielles, ne serait-ce que parce qu'elles sont présentes dans des aliments de choix qui apportent en particulier des vitamines, des minéraux, des « sucres lents », des fibres.

En revanche, l'addition de protéines végétales (extraites,

purifiées, raffinées) dans certains aliments mérite une attention critique. Ces protéines végétales purifiées sont obtenues par des techniques industrielles de préparation et de raffinage à partir de végétaux divers, essentiellement les protéagineux et les oléagineux ; mais aussi les céréales, les légumes et d'autres encore. Le processus est donc industriel ; il semble nouveau pour les protéines, mais ne l'est en rien pour d'autres aliments. En effet, pour les deux autres grands constituants de l'alimentation que sont les lipides et les glucides, les techniques industrielles de séparation et de purification sont mises en œuvre depuis très longtemps. Les produits ainsi obtenus (huile d'oléagineux, saccharose, glucose, amidon, par exemple) peuvent être directement achetés et absorbés par le consommateur ; ou bien utilisés par des firmes alimentaires en tant que produits intermédiaires pour formuler des aliments composés, correspondant à certains critères technologiques, nutritionnels et organoleptiques. Mais ne faut-il pas être quelque peu masochiste pour apprécier sectairement dans son assiette un aliment qui n'est pas de la viande, mais dont on exige qu'il en ait la forme, la couleur, le goût et la consistance ? Le bon choix réside dans l'utilisation simultanée d'aliments animaux et végétaux.

L'alimentation des Français semble équilibrée : globalement, nous mangeons autant de protéines végétales que de protéines animales.

Où trouve-t-on la moitié des 40 grammes de protéines végétales journalières ?

Lentille, haricot sec, pois	90 grammes
Amande, noix, noisette	100 grammes
Céréales	175 grammes
Pain	250 grammes
Riz cuit	275 grammes
Pâte cuite	350 grammes
Champignon, brocolis	800 grammes
Pomme de terre, légume vert, betterave	1 000 grammes
Asperge, haricot vert, poireau	1 100 grammes
Salade	1 750 grammes
Tomate, concombre, carotte	2 000 grammes
Fruits	4 000 grammes

Où trouver la moitié des quarante grammes des protéines animales nécessaires chaque jour ?

Fromages	
Pâte cuite	70 grammes
Pâte pressée non cuite	75 grammes
Pâte molle	100 grammes
Persillé	100 grammes
Frais	130 à 150 grammes
Œuf	150 grammes
Lait	1,4 litre
Viandes	
Foie (veau, bœuf, porc, mouton)	75 grammes
Veau (escalope, rôti)	80 grammes
Bœuf (steack)	85 grammes
Foie de volaille	90 grammes
Poulet, dinde, lapin	95 grammes
Oie, canard	110 grammes
Rognon	115 grammes
Cervelle (veau, bœuf, porc, mouton)	200 grammes
Poissons	
Morue, thon	80 grammes
Truite	100 grammes
Hareng, saumon, carpe	110 grammes
Sole, cabillaud, carrelet, merlan, daurade	125 grammes
Maquereau, anguille	150 grammes
Palourde	175 grammes
Fruits de mer	
Huître	200 grammes
Moule	250 grammes

Attention : *toutes les viandes ne sont pas grasses.*

Pour cent grammes de viande fraîche de bœuf, la quantité de graisse est :

Rumsteck, bifteck	3 grammes
Faux-filet, rosbif	6 grammes
Entrecôte, onglet	9 grammes
Pot-au-feu	13 grammes
Plat de côtes	16 grammes
Bourguignon	20 grammes

Par ailleurs, une grillade peut parfois être plus grasse qu'une viande en sauce : l'entrecôte grillée contient encore 12 % de graisse, alors qu'il n'y en a que 8 % dans le bourguignon... Savoir choisir le morceau est important : pour le pot-au-feu, il y a 16 % de graisses s'il est réalisé avec un plat de côtes ; seulement 4 % s'il est confectionné avec du jarret !

En moyenne, les apports journaliers des Français en graisses de toutes origines sont de soixante-dix grammes pour les femmes et quatre-vingt-dix grammes pour les hommes. Sachant qu'en moyenne un Français mange un bifteck tous les deux jours, l'apport en graisse de cette viande se révèle négligeable !

Certains animaux présentent une viande plus grasse que d'autres.

Moyenne pour 100 grammes

Poulet	2,5 grammes
Lapin	4,1 grammes
Veau	4,9 grammes
Bœuf	7,1 grammes
Porc	8,4 grammes
Agneau	14,1 grammes

Globalement, les viandes animales doivent être choisies peu grasses ; en revanche, le poisson doit être préféré gras.

Du calcium et du phosphore pour arrimer les muscles

Le calcium est un élément très largement connu, le grand public est relativement averti de son intérêt à travers les nombreux messages véhiculés par les médias, par exemple. Nul n'ignore son importance dans la minéralisation de l'os. Le sportif ne peut maintenir ses performances qu'en luttant contre la décalcification, s'il veut éviter... la déclassification !

Le corps humain adulte dans son ensemble contient un peu

plus d'un kilogramme de calcium, dont environ 99 % sont localisés dans l'os (sous forme de phosphate calcique amorphe et d'hydroxyapatite cristallisée ; ces deux molécules assurent la rigidité et la solidité du squelette et la dureté des dents). Cette fraction minérale de l'os est fixée sur une trame organique, qui est principalement constituée d'une protéine particulière appelée collagène. Il convient de ne pas oublier que la qualité des protéines de l'os dérive aussi de la nature des protéines qui sont mangées !

L'os est un organe vivant, c'est-à-dire qu'il est en perpétuel remaniement et qu'il est le siège de processus métaboliques intenses. Il fait par ailleurs fonction de réservoir de calcium, disponible pour les autres tissus. En effet, la faible part (un centième) du calcium corporel extra-osseux est extrêmement importante, car elle intervient dans de multiples fonctions : excitabilité neuromusculaire (dépendant du taux de calcium ionisé dans le sang), conduction nerveuse, contraction musculaire, coagulation sanguine, perméabilité membranaire, libération d'hormones.

Le taux de calcium dans le plasma sanguin, appelé calcémie, est maintenu dans des limites étroites (aux environs de quatre-vingt-quinze milligrammes par litre). Cette constance est obtenue par le jeu très complexe de régulations hormonales (parathormone, calcitonine, vitamine D) ; elle est prioritaire du fait de l'importance vitale des mécanismes dans lesquels elle est impliquée ; elle se maintient efficacement aux dépens du calcium osseux en cas de réduction d'apport alimentaire ou de mauvaise absorption intestinale.

Chez les enfants, les adolescents et les jeunes adultes, la formation osseuse (par les ostéoblastes) est plus importante que la résorption (par les ostéoclastes). Par conséquent, le bilan calcique est positif. En revanche, après quarante ans, la résorption osseuse prédomine et le bilan devient négatif ; ce phénomène entraîne obligatoirement une perte de masse osseuse. Ce phénomène est majoré chez la femme après la ménopause, tout au moins en l'absence de traitement œstrogénique ; il conduit souvent à l'ostéoporose qui fragilise les os. Ainsi, deux grandes catégories d'atteintes osseuses sont distinctes : l'ostéoporose où la masse totale de l'os est diminuée du fait d'un amincissement et d'une raréfaction des travées protéiques osseuses, et l'ostéomalacie (qui s'appelle le rachitisme chez l'enfant) où la structure protéique reste à peu près stable, mais la minéralisation est altérée, provoquant une fragilisation et une déformation de l'os. Les mécanismes physiopathologiques, la prévention et la prise en charge thérapeutique de ces deux affections sont différents bien que les éléments en cause, calcium et vitamine D, soient les mêmes.

Maintenir la performance, c'est vaincre l'ostéoporose ; cette pathologie constitue d'ailleurs un grave problème de santé publique par sa grande fréquence, d'où un coût humain mais aussi économique particulièrement préoccupant. La diminution progressive de la masse osseuse protéique et minérale est une malheureuse conséquence de l'âge. L'ostéoporose atteint préférentiellement les femmes maigres, sédentaires, après la ménopause. La raréfaction osseuse serait moins importante chez les femmes obèses du fait d'une conversion plus importante des androgènes surrénaliens en œstrogènes dans le tissu adipeux ! Les hommes sont relativement préservés, tant qu'ils sont... entiers.

Quelles sont les dépenses (c'est-à-dire les besoins nets) ? Outre les exigences obligatoires de croissance provoquées par la formation et la minéralisation osseuse (fœtus, enfant, adolescent et jeune adulte), l'organisme doit faire face aux dépenses d'entretien que sont les inévitables pertes. *Dans des conditions physiologiques normales, le besoin minimal journalier net d'entretien est de l'ordre de quatre milligrammes de calcium par kilo de poids corporel, soit environ trois cents milligrammes par jour pour l'homme adulte.* Ces pertes minimales sont presque également réparties entre fèces et urine ; elles correspondent au calcium non réabsorbé des sécrétions intestinales, ainsi qu'à l'excrétion urinaire obligatoire imposée par la constance de la calcémie. Elles existent même lorsque l'apport alimentaire de calcium est très faible, voire nul, et peuvent être fortement accrues par une sudation importante.

Le besoin net de croissance est en moyenne de cent cinquante milligrammes de calcium par jour, mais il peut atteindre quatre cents à cinq cents milligrammes chez les adolescents en période de forte croissance. Le besoin net est en moyenne de deux cent cinquante milligrammes de calcium par jour au cours des trois derniers mois de la grossesse, pendant lesquels se déposent les vingt-deux grammes de calcium du fœtus. Le besoin net journalier de lactation est évalué à deux cent soixante milligrammes de calcium en moyenne. En effet, le lait de femme contient trois cent trente milligrammes de calcium par litre ; le volume de lait maternel est de l'ordre de huit cents millilitres par jour.

Quels sont les apports nutritionnels conseillés ? D'après le CNERNA, pour évaluer l'apport alimentaire moyen permettant de satisfaire les besoins nets, il faut tenir compte d'un coefficient moyen d'absorption intestinale. Celui-ci est fonction d'une part, de l'absorbabilité du calcium des aliments, qui est en général un facteur limitant ; d'autre part il dépend de la capacité d'absorption de l'intestin, qui dépend elle-même de l'état physiologique : diminution avec l'âge, augmentation avec les besoins spécifiques à certaines périodes de la vie ou à certaines activités.

Le coefficient d'absorption augmente quand la quantité ingérée diminue. Il varie de 50 % et plus chez l'enfant, à moins de 20 % chez le vieillard. Il est, en outre, limité de façon variable par l'absorbabilité du calcium des aliments, car certaines formes d'origine végétale (oxalate, phytate...) sont particulièrement peu absorbables, alors que d'autres le sont beaucoup. Ce coefficient moyen d'absorption est de 35 %.

En conséquence, il semble raisonnable de conseiller *un apport de neuf cents milligrammes de calcium par jour pour les adultes afin de contribuer à la prévention des pertes osseuses excessives. Pendant le dernier trimestre de la grossesse et l'allaitement, une quantité de mille deux cents milligrammes de calcium par jour est conseillée pour les femmes.*

La période de l'adolescence, prolongée jusqu'à l'âge de

pleine maturité du squelette (vingt-cinq à trente ans), est particulièrement importante. En effet, l'importance du pic de minéralisation osseuse est l'un des facteurs qui détermine le délai d'atteinte du seuil fracturaire des os, vers lequel conduit inexorablement la perte progressive – et normale – de masse osseuse. Il est alors conseillé un appoint journalier d'un gramme de calcium, au moins pendant la période pubertaire de forte croissance.

Pour les femmes après la ménopause et pour les personnes âgées, plusieurs théories s'affrontent sur l'intérêt que présente le fait d'augmenter les apports calciques jusqu'à un gramme et demi par jour, pour compenser la plus faible capacité d'absorption de l'intestin (résultant du vieillissement tissulaire et de la diminution de production de vitamine D). Un important supplément de calcium pourrait diminuer la résorption osseuse quand l'absorption intestinale est normale et son effet préventif sur la perte d'os après soixante ans, et même chez la femme âgée, semble bien établi. Cependant, même si de tels suppléments de calcium (un gramme par jour) peuvent être prescrits de façon individuelle, le geste relève de la thérapeutique médicale ; il ne serait pas raisonnable de conseiller à des groupes de population des apports nutritionnels aussi élevés, et difficiles à assurer par les régimes alimentaires usuels. Il semble plus judicieux de veiller sérieusement à l'apport de vitamine D ; tout en considérant avec beaucoup d'attention les autres moyens efficaces pour retarder les manifestations de l'ostéoporose : traitement œstrogénique de la ménopause, et surtout maintien d'une bonne activité physique. La performance entretenue assure le succès.

En revanche, les résultats les plus récents sur l'intérêt d'un apport élevé de calcium pour diminuer la pression artérielle et pour prévenir les tumeurs du côlon sont encore trop controversés pour qu'ils puissent justifier des apports très supérieurs à ceux habituellement conseillés ; mais ils n'en constituent pas moins des arguments supplémentaires de poids, en faveur d'une alimentation calcique équilibrée.

La présence d'acides gras saturés ne modifie pas l'absorption du calcium. En effet, les savons (les combinaisons chimiques des acides gras et du calcium) ne se forment que dans le gros intestin, qui n'absorbe pas le calcium. De ce fait, la rétention des acides gras saturés se fait avec un calcium non utilisé ; en revanche, la présence de ce calcium diminue l'absorption des acides gras saturés (qui sont absorbés tout au long du tube digestif). De ce fait, le fromage fournit moins de graisses saturées que le beurre, alors que ces deux aliments dérivent du même produit, le lait.

D'après un certain nombre d'enquêtes épidémiologiques, et l'analyse des aliments habituellement utilisés, la consommation moyenne de calcium en France serait de l'ordre de neuf cents milligrammes par jour. Il est intéressant de retenir que près des deux tiers sont fournis par le lait et les produits laitiers, mais tous les fromages n'apportent pas la même quantité de calcium. À titre d'exemples, chacune des « portions calciques » suivantes contient environ trois cents milligrammes de calcium :

Fromage frais ou fromage de chèvre	250 à 300 grammes
Lait entier	250 grammes
Lait écrémé ou yaourt	200 grammes
Fromage à pâte molle à croûte fleurie	100 à 150 grammes
Fromage à pâte pressée non cuite ou molle à croûte lavée ou fondue ou persillée	50 grammes
Fromage à pâte pressée cuite	30 grammes

Une étude comparative entre la biodisponibilité du calcium contenu dans l'emmenthal et dans une préparation pharmaceutique au carbonate de calcium a été très sérieusement présentée par des médecins d'Amiens (tout sectarisme local est à exclure : ils n'ont pas vanté un produit du terroir local). Leur conclusion est qu'il vaut mieux grignoter un bout de fromage que de prendre un cachet. C'est meilleur pour le goût et plus efficace pour lutter contre l'ostéoporose. *Avec cent grammes de fromage, on atteint l'apport « recommandé » aux personnes âgées.* Le problème devient maintenant peut-être pratique et administratif. Les pharmaciens vont-ils débiter du fromage à la coupe et la Sécurité sociale le rembourser à 70 % ?

L'apport journalier moyen de neuf cents milligrammes de calcium par jour pour la population française peut paraître rassurant. Mais en réalité, cette moyenne cache la très grande variabilité individuelle, qui expose des groupes importants à un risque d'apport calcique insuffisant. Ainsi, certaines enquêtes montrent que l'apport nutritionnel conseillé ne serait pas assuré en France pour les deux tiers de la population adulte et, ce qui est plus préoccupant, pour les trois quarts des femmes. Plus de la moitié des femmes après soixante ans ne consommerait pas la quantité minimale de six cents milligrammes par jour, considérée comme le seuil critique en dessous duquel le risque de bilan calcique négatif devient très important ; il y a donc là matière à grave préoccupation.

Les conséquences d'un excès de calcium ne sont pas anodines. En effet, bien que des quantités très élevées de calcium (jusqu'à deux grammes par jour) ne semblent pas entraîner d'effets défavorables chez l'homme en bonne santé, une surabondance prolongée peut conduire, chez les sujets les plus sensibles, à l'hypercalciurie et donc au calcul urinaire (la lithiase) ainsi qu'à un dépôt diffus de calcaire dans les reins (la néphrocalcinose). Le risque de tels accidents est considérablement augmenté par l'hypervitaminose D. L'excès de calcium alimentaire peut aussi inhiber l'absorption intestinale de certains oligo-éléments. Des apports très supérieurs à ceux qui sont conseillés doivent donc être évités. En tout état de cause, il convient que les quantités de calcium et de phosphore ne soient pas déséquilibrées. La fourniture de calcium ne doit pas être découplée de celle du phosphore ; pour respecter les recommandations, la variété s'impose :

Rapport calcium/phosphore	
Valeur recommandée	**2/1**
Lait, produits laitiers	1/1
Viande	1/15
Légumes verts	5/1

Quantités d'aliments fournissant la moitié de sa ration journalière de calcium à un homme adulte
(pour un enfant, il en faut les deux tiers)

Fromage	
à pâte pressée cuite	30-40 grammes
à pâte pressée non cuite	40-100 grammes
à pâte persillée	45-55 grammes
à pâte molle	60-300 grammes
frais	200-500 grammes

Œuf, amande, noisette	150 grammes
Persil, cresson	200 grammes
Escargot, pissenlit	250 grammes
Lait, moule, crevette, noix	400 grammes
Huître	500 grammes
Lentille, haricot blanc, cassis	700 grammes
Chou, poireau, châtaigne	800 grammes
Orange, fraise, framboise, lentille	1 000 grammes
Poisson	1 500 à 4 000 grammes
Viande, cervelle	2 000 à 2 500 grammes
Riz blanc	4 000 grammes
Riz complet	200 grammes

La vitamine D

La vitamine D joue un rôle majeur dans l'ossification, du fait de son action sur le métabolisme du calcium (et du phosphore). Sa fonction première est d'accroître l'absorption digestive du calcium, mais elle intervient aussi dans son dépôt sous forme de phosphate de calcium dans la cellule osseuse. Elle en régule enfin l'élimination rénale.

La vitamine D dont l'homme dispose trouve en réalité son origine dans deux sources totalement différentes : la fabrication par la peau et les aliments. Leur importance quantitative varie selon les conditions climatiques et les habitudes alimentaires. La synthèse est réalisée dans les couches profondes de la peau (le derme) ; sous l'action des rayons ultraviolets de la lumière solaire (UVB), les stérols naturellement présents dans l'organisme se transforment en vitamine D3. Cette production couvre normalement l'essentiel des besoins de l'homme adulte, mais elle peut être insuffisante du fait d'un défaut quantitatif ou qualitatif du rayonnement ultraviolet. Plusieurs causes sont impliquées : les habitudes vestimentaires, la pollution de l'air qui filtre les UV, un séjour permanent sous un faible ensoleillement, ainsi que la couleur de la peau. Blanche, elle peut par exemple en synthétiser cinquante à cent fois plus que si elle est noire. Enfin, la qualité de la peau elle-même joue un rôle important : pour une même exposition au soleil, l'efficacité de synthèse est triple à vingt ans de ce qu'elle est à quatre-vingts ans !

Les apports alimentaires se révèlent donc indispensables, bien qu'ils soient malheureusement presque toujours faibles, car les nourritures riches en vitamine D sont rares. L'œuf est l'aliment le plus nanti en vitamine D, après l'huile de foie de morue, avant le foie d'animal. Dans certains poissons (thon, maquereau, sardine, saumon), il y a dix microgrammes pour cent grammes ; d'où l'utilité des huiles ou des extraits hépatiques, spécialement l'huile de foie de morue.

Globalement, les besoins quotidiens individuels sont très difficiles à évaluer puisqu'ils sont fonction des quantités de vitamine synthétisées par une peau exposée de manière variable à une lumière solaire inconstante. On admet généralement que les conditions d'ensoleillement françaises devraient suffire à assurer les quantités nécessaires à l'organisme, d'autant plus que des possibilités de stockage relativement importantes existent dans le foie et le tissu adipeux, mais également dans les muscles. Il est bien évidemment souhaitable que l'apport de vitamine D soit naturel, c'est-à-dire qu'il soit réalisé par l'ensoleillement et l'alimentation. L'enfant et l'adulte qui pratiquent des sports de plein air produisent ce qu'il leur faut, à condition qu'ils bénéficient d'une exposition réelle au soleil de la face et des mains de plus d'une demi-heure par jour. Néanmoins, pour pallier des insuffisances chroniques dues aux conditions de travail, à l'environnement comme aux très larges variations individuelles, un apport alimentaire optimal de dix microgrammes par jour est généralement recommandé.

Mais il faut tenir compte de nombreux cas particuliers, qui concernent en fait presque toutes les périodes de la vie. Une carence, même partielle, peut être lourde de conséquences : à l'adolescence, où l'acquisition du capital osseux peut être compromis, à l'âge de la ménopause puis au-delà, quand la perte de la masse osseuse peut se trouver accélérée. Une supplémentation médicamenteuse devrait alors être envisagée, surtout si l'ensoleillement est faible.

En ce qui concerne le nourrisson et le jeune enfant, le lait maternel est relativement pauvre en vitamine D, mais le lait de vache l'est encore plus. Par ailleurs, le rachitisme par déficience en vitamine D constitue, en France, une pathologie de fréquence non négligeable, notamment pour les enfants de populations à peau pigmentée. Sa prévention requiert donc, selon les pédiatres, un apport obligatoire. Il s'agit évidemment d'une prescription médicale... Les besoins ordinaires se situent entre dix et quinze microgrammes par jour. Mais des travaux montrent que pour certains nourrissons des doses plus élevées sont souhaitables. Chez les bébés, le rachitisme dû à une carence peut poser un réel problème. Il a disparu des pays qui ont enrichi le lait avec des taux soigneusement contrôlés (ce qui est obligatoire dans certains pays ; autorisé en France depuis mars 1992). Chez l'adolescent, le besoin est accru lors de l'accélération de la croissance, pouvant atteindre vingt-cinq microgrammes par jour. Chez la femme enceinte, en France, pays où les aliments ne sont pas enrichis, les dosages sériques indiquent une augmentation des besoins montant à vingt microgrammes par jour, surtout en période hivernale. Durant l'allaitement, la concentration du lait maternel détermine le statut vitaminique du bébé (hors de toute prescription médicale). Chez le sujet âgé, la carence en vitamine D est fréquente. Ce déficit tient à plusieurs facteurs : une exposition solaire réduite, une capacité de fabrication affaiblie (par la peau, pour ce qui est de la synthèse ; au niveau du foie et du rein pour ce qui est de la transformation des précurseurs alimentaires), des apports alimentaires abaissés du fait de la réduction de l'appétit, des difficultés de mastication, des problèmes économiques ou des régimes alimentaires spéciaux mais mal adaptés.

La sagesse et le succès résident donc dans un apport alimentaire régulier.

Il ne faut pas ignorer qu'à l'inverse, l'excès d'apport peut amener des troubles : perte d'appétit, soif intense, troubles digestifs. Important et chronique, il entraîne une hypercalciurie qui peut être à l'origine de lithiases, puis une hypercalcémie et une calcification de tissus (vaisseaux, reins). Une hypervitaminose D sévère s'accompagne de troubles de la vigilance et dégénère même en coma. En tout état de cause, les premiers signes d'intoxication n'apparaissent qu'avec des quantités dix fois supérieures aux apports conseillés. Les cas graves ne s'observent qu'avec des abus thérapeutiques, par administration régulière et prolongée. Aux États-Unis et en Grande-Bretagne, on a ainsi mis en cause, il y a quelques décennies, mais sans preuves irréfutables, l'enrichissement des aliments cumulé avec l'utilisation de produits vitaminés ; les surdosages accidentels ont été incriminés.

D'après les résultats obtenus à l'occasion d'une enquête récente, l'apport vitaminique D se répartit, chez les adultes français, selon les sources alimentaires suivantes :

	Apport en vitamine D
Viandes poissons, œufs	85 %
Matières grasses, essentiellement animales	10 %
Produits laitiers	5 %

La vitamine D est sensible à l'oxydation, à la lumière et à la chaleur. Les pertes, lors de la cuisson, sont du même ordre de grandeur que celles de la vitamine A, c'est-à-dire généralement inférieures à un cinquième.

Quantités d'aliments fournissant à un adulte la moitié de sa ration journalière en vitamine D
(il en faut autant pour un enfant)

Huile de foie de morue	2 grammes
Hareng, saumon	25 grammes
Huître	100 grammes
Œuf entier	250 grammes
Beurre	350 grammes
Foie (agneau, génisse), boudin noir	400 grammes
Foie (veau)	1 000 grammes
Fromages	1 000 à 3 000 grammes
Foie (volaille)	2 000 grammes
Viande	3 000 à 5 000 grammes

Le cholestérol

Bien évidemment, toute activité qui se veut efficace demande que les artères ne soient pas rétrécies ou obstruées. Le cholestérol est l'interlocuteur privilégié, ou plutôt le fauteur de trouble sinon le bouc émissaire le plus incriminé.

Moduler et modérer le risque

Le cholestérol est absolument indispensable à la vie : toutes les membranes biologiques cellulaires en contiennent. À une extrémité de la chaîne de la vie, certaines bactéries n'ont pas de cholestérol dans leurs membranes. À l'autre, se situe l'organe le plus élaboré, le cerveau : ses membranes en sont les plus riches. Il y sert immanquablement à quelque chose d'important ! Dans l'organisme, le cholestérol constitue le noyau de base d'hormones aussi indispensables que variées (corticoïdes, hormones sexuelles), de vitamines (vitamine D), de sels biliaires (qui sont indispensables à l'assimilation des graisses). C'est un constituant important de l'isolant des nerfs sur des centaines de kilomètres ; il contribue à la fabrication de l'enveloppe des centaines de milliards de cellules qui constituent le corps humain.

Il existe souvent une confusion entre cholestérol alimentaire et cholestérol sanguin. En réalité, le cholestérol dosé dans le sang possède une origine double. Il est pour la plus grande partie produit par l'organisme lui-même (pour plus des deux tiers du cholestérol sanguin total) et ne provient que pour une faible part de l'alimentation (le tiers restant). De plus, pour la grande majorité de la population (les neuf dixièmes environ), le taux de cholestérol sanguin est relativement peu variable. La plupart des sujets réagissent donc relativement bien au cholestérol de leur alimentation ; en effet, plus ils absorbent du cholestérol, moins l'organisme en synthétise, d'où ce niveau relativement constant du taux sanguin, à condition de ne pas s'adonner à des excès réellement très importants ni de subir des déséquilibres alimentaires.

Le taux de cholestérol sanguin n'est donc pas en relation directe avec la quantité de cholestérol alimentaire. L'organisme standard possède cent quarante-cinq grammes de cholestérol, dont environ huit grammes dans le sang – soit un vingtième de la quantité totale. L'alimentation moyenne apporte journalièrement un demi-gramme de cholestérol, dont la moitié seulement est absorbée. De plus, chaque jour, l'organisme en synthétise environ trois cents milligrammes, et ce quel que soit l'âge. L'alimentation et la synthèse par le corps lui-même fournissent donc environ un gramme par jour, dont un quart est aussi nécessaire qu'indispensable à la synthèse des acides biliaires par le foie.

Le cholestérol est devenu l'objet de préoccupations pour plusieurs raisons. La première est que son augmentation trop importante dans le sang se traduit immanquablement par un accroissement du risque de maladie cardio-vasculaire, par conséquent de mort. Cela a été démontré lors de multiples études épidémiologiques, tant en France que dans divers autres pays. L'excès de cholestérol dans le sang (l'hypercholestérolémie) est, sans conteste, l'une des causes d'obstruction des artères (de l'athérosclérose) chez l'homme ; cette incidence a d'ailleurs été vérifiée auprès de diverses espèces animales. En outre, les résultats, observés dans un grand nombre d'enquêtes épidémiologiques prospectives effectuées dans différents pays, sont remarquablement cohérents. La fréquence des cardiopathies ischémiques croît avec la cholestérolémie de façon continue, positive et exponentielle.

Bon et mauvais cholestérol : une dénomination simpliste

En réalité, ce n'est pas le cholestérol en lui-même qui est à craindre, mais plutôt un excès de cholestérol transporté dans le sang.

Le cholestérol est une molécule soluble dans les graisses. Insoluble dans l'eau, il ne peut donc pas circuler seul dans le sang, tel quel. Il doit être intégré dans de grosses molécules, composées par une association de protéines et de lipides (lui-même, des phospholipides et des triglycérides) ; ce sont des transporteurs que l'on appelle des lipoprotéines. Il existe différentes classes de lipoprotéines, qui peuvent être séparées au laboratoire en fonction de leur densité. Les trois catégories principales sont les lipoprotéines de haute densité ou HDL (*high density lipoprotein*, en anglais) ; les lipoprotéines de faible densité ou LDL (*low density lipoprotein*) et les lipoprotéines de très faible densité ou VLDL (*very low density lipoprotein*). Le cholestérol est principalement transporté par les HDL et les LDL, alors que les VLDL contiennent des triglycérides.

La distinction entre le bon et le mauvais cholestérol constitue un abus de langage, qui n'est en réalité qu'une simplification excessive, mais très pratique sur un plan didactique. En effet, il n'existe pas, en réalité, deux molécules différentes de cholestérol. Le cholestérol est absolument unique ; mais il est véhiculé dans le sang par deux systèmes de transport, des sortes de taxis, qui jouent des rôles très différents, ce sont précisément les LDL et les HDL. Dans un sens du transport, les LDL apportent le cholestérol fabriqué par le foie aux organes qui en ont besoin ; dans l'autre sens, les HDL, au contraire, récupèrent le cholestérol dans les organes qui en ont trop, tout particulièrement le cholestérol qui pourrait se déposer au niveau des parois artérielles et les obstruer, pour le rapporter au foie où il est ensuite éliminé.

De nombreuses études épidémiologiques ont clairement montré qu'une augmentation du taux sanguin de cholestérol-LDL est un facteur de risque de maladies cardio-vasculaires. Le cholestérol des LDL est par conséquent appelé le « mauvais » cholestérol. Les HDL ont une action opposée aux LDL puisqu'elles nettoient les artères en jouant un véritable rôle de ramoneur. Les mêmes études épidémiologiques ont montré qu'une augmentation de la concentration du cholestérol-HDL dans le sang diminue le risque de maladies cardio-vasculaires. Le cholestérol des HDL est par conséquent dénommé le « bon » cholestérol. L'exercice physique l'augmente un peu.

L'objectif de vitalité est donc de diminuer les LDL, simplement à l'aide de règles nutritionnelles, car leur quantité est liée aux habitudes alimentaires. En revanche, le cholestérol-HDL ne peut varier que dans des limites assez étroites. Ainsi, toute augmentation importante du cholestérol total du sang porte obligatoirement et malheureusement sur le cholestérol-LDL.

Mauvaise plaque : l'athérome

Lorsque la concentration sanguine de cholestérol transporté par les LDL augmente trop, ce cholestérol se dépose au niveau des parois artérielles ; il se forme alors, petit à petit, de véritables plaques de graisse, appelées athéromes. Tout excès chronique de cholestérol-LDL dans le sang risque de se déposer très progressivement au niveau de la paroi des artères. Au départ, ces plaques ne provoquent aucune perturbation sur la circulation sanguine. Mais, après de nombreuses années, elles finissent par réduire le diamètre interne de l'artère, par perturber le débit sanguin, et par s'opposer au passage du sang. L'irrigation des organes devient alors moins bonne, leur efficacité diminue.

Si la plaque d'athérome continue à grossir, différentes anomalies apparaissent. Il s'agit principalement de douleurs au niveau des organes qui ne reçoivent plus assez de sang. En ce qui concerne le cœur, c'est l'angine de poitrine. Dans les jambes, ce sont les douleurs qui obligent systématiquement à s'arrêter de marcher au bout d'une certaine distance, qui ne fait que diminuer avec la progression de la maladie ; c'est la claudication intermittente. Toutes les artères sont susceptibles de se boucher de cette façon, mais celles du cœur sont particulièrement vulnérables. Enfin, si aucune précaution n'est prise, malgré les crises douloureuses, la plaque d'athérome peut finir par boucher totalement l'artère.

Par ailleurs, une plaque plus ou moins volumineuse risque de se détacher, d'autant plus facilement que la pression artérielle est élevée. Entraînée par le courant sanguin, elle va obstruer une petite artère dont le diamètre est trop faible pour la laisser passer. Ce mécanisme est mis en cause dans l'« attaque », médicalement connue sous le nom d'infarctus, il concerne souvent les artères du cœur, mais touche aussi d'autres organes et divers tissus. La redoutable traduction peut en être l'hémiplégie, conséquence du défaut d'irrigation de toute une région cérébrale.

L'excès de poids, l'hypertension, le diabète, le tabagisme sont autant de facteurs qui augmentent la probabilité pour un individu de souffrir un jour d'une maladie coronarienne. L'athérosclérose est une maladie provoquée par de multiples causes (on la dit multifactorielle).

Dans les pays occidentaux, les habitudes alimentaires favorisent l'augmentation du cholestérol sanguin transporté par les LDL. Les deux principaux déséquilibres sont avant tout la surconsommation d'acides gras saturés, associée à une sous-consommation d'acides gras polyinsaturés, mais aussi à une carence d'aliments riches en fibres. L'excès de cholestérol alimentaire n'est pas le premier coupable.

Ces graisses saturées se cachent insidieusement dans certaines fritures (faites avec des huiles de palme ou de coprah, très souvent en restauration collective) et dans les gâteaux et viennoiseries (qui apportent un bon tiers du total des graisses saturées que nous ingurgitons). Mais en aucun cas dans la viande : supprimer toute viande ne diminuerait en France que de 8 % les quantités de graisses saturées ingérées ! (il y a quelques dizaines d'années, on estimait que c'était plus, mais en réalité le beurre était le principal coupable). Les nutritionnistes et les publicistes ont une révision culturelle déchirante – argentée et urgente – à entreprendre.

Dernière information, la révolution (sans doute « bidon ») dans les *fast food* : les huiles végétales remplacent la graisse de bœuf. En effet, quelques chaînes de restauration rapide aux États-Unis viennent de changer la nature des graisses utilisées pour leurs fritures ; cela dans un climat de polémique bien américain. Ainsi, une firme de *fast food* américaine a capitulé violemment, à la suite d'attaques menées par un riche industriel militant lancé dans une croisade pour la lutte contre l'excès de cholestérol. Elle vient en effet d'annoncer qu'elle remplacerait désormais la graisse de bœuf par de l'huile végétale pour ses fritures. En spécifiant bien, histoire de sauver la face, que cette décision ne faisait pas suite à la pression exercée par la presse et la télévision, mais qu'elle résultait de deux ans de recherches durant lesquels la firme a travaillé pour préserver la saveur des célèbres frites, les *french fries*. Il était d'ailleurs temps, car un institut de sondage révélait que plus d'un tiers des Américains étaient prêts à déserter les *fast food*, conscients du problème diététique. Il ne reste plus qu'à souhaiter que les bains de friture soient sévèrement et régulièrement contrôlés ; et que les huiles soient effectivement polyinsaturées, car si cette firme utilise de l'huile de palme ou de l'huile de coprah, il s'agira d'une véritable duperie, car ces huiles sont plus encore saturées que les graisses animales !

Fantaisiste avec les connaissances scientifiques, le « restaurateur » en question affirme que les graisses saturées sont diminuées de 50 % et que, bien sûr, il n'y aura plus de cholestérol (car il y en a effectivement un peu dans la graisse animale, pas du tout dans l'huile végétale). Il faut veiller à ce que cette nouvelle absence de cholestérol, claironnée haut et fort, ne masque pas insidieusement un apport d'autre poison. De toute manière, le peu de cholestérol enlevé était bien moins toxique que tous les corps gras saturés qui restent et que les sucres rapides qui sont ajoutés par ailleurs.

À la suite de nombreuses études épidémiologiques sur des populations humaines et en conclusion d'expérimentations animales, les experts s'accordent pour affirmer que l'alimentation devrait être composée d'un tiers d'acides gras saturés, d'un tiers d'acides gras mono-insaturés, d'un tiers d'acides gras polyinsaturés. Il faut donc réduire notre consommation en graisses saturées (celles qui sont en relation avec le cholestérol qui risque d'obstruer nos artères), mais il est aussi impératif de préserver, sinon d'augmenter, la consommation des bonnes graisses, celles qui sont polyinsaturées. On trouve ces dernières dans les meilleures huiles végétales, mais aussi dans certains produits animaux.

Une fantastique étude, réalisée par une remarquable équipe lyonnaise dirigée par Serge Renaud, a récemment montré que l'acide alpha-linolénique ajouté dans les aliments divise par six les morts pour cause cardio-vasculaire (chez ceux qui ont déjà fait un infarctus) et par plus de cinq le risque d'un nouvel infarctus. Ils ont ainsi débusqué la molécule qui fait l'avantage chez les Crétois, eux qui la trouvent principalement dans le pourpier (une variété de salade) et les noix.

Par ailleurs, un cœur compétitif et une circulation sanguine efficace sont induits par la consommation de poisson.

D'autant que l'huile de chair de poisson est un médicament remboursé par la Sécurité sociale ! Les huiles de poisson sont utilisées avec succès dans la prévention et le traitement de nombreuses pathologies, parmi lesquelles les maladies cardio-vasculaires occupent une place importante. Les premières évidences de leur utilité ont été démontrées à l'occasion d'études épidémiologiques réalisées chez certains peuples. Les Esquimaux (appellation qui signifie mangeurs de viande crue) ignorent les maladies cardio-vasculaires, car ils mangent beaucoup de poisson. C'est d'ailleurs l'un des rarissimes peuples autochtones à n'avoir jamais pris les armes et à vivre encore sur la terre de leurs ancêtres, bien qu'elles soient peu hospitalières. Ils sont aussi très protégés contre certaines maladies dermatologiques (en particulier le psoriasis qui touche quand même un Français sur dix), et certaines affections allergiques et inflammatoires. Ces observations ont été confirmées par de nombreuses autres études épidémiologiques, en particulier en Hollande et au Japon.

	Esquimaux	**Danois**
Infarctus du myocarde	3	40
Sclérose en plaques	0	5
Épilepsie	16	8
Psychose	10	8
Psoriasis	2	40
Asthme bronchique	1	25
Diabète	1	9
Cancer	46	53
Ulcère gastrique	19	29

(Nombre de personnes atteintes pour 1 000 habitants ; d'après Kromann et Green.)

Les mécanismes d'action des acides gras polyinsaturés sont relativement mal connus. Ils agissent directement sur la composition des membranes, et participent donc à leur efficacité biologique et physiologique. Ils interviennent indirectement par l'intermédiaire de métabolites dérivés.

Dans le cadre des interactions complexes entre les cellules sanguines et les parois vasculaires, les huiles de poisson diminuent l'agrégation des plaquettes sanguines réduisant les risques d'obstruction des artères.

	Poisson	**Agrégation**
Pêcheurs	260	2,3
Agriculteurs	90	6,6

Chez les Japonais.

D'autres mécanismes allant dans le même sens sont impliqués. Ainsi, la peroxydation est diminuée. Au niveau des plaquettes, par exemple, l'incorporation dans leurs membranes d'un acide gras oméga-3 particulier contenu dans le poisson (appelé EPA) accroît la concentration en antioxydant, les protégeant contre les radicaux libres et diminuant leur agrégabilité, d'où une réduction du risque de thrombose. De plus, les acides gras polyinsaturés oméga-3 pourraient constituer par eux-mêmes des protecteurs contre les radicaux libres.

Par ailleurs, une meilleure oxygénation des vaisseaux est assurée par une plus facile déformabilité des globules rouges. En effet, les fluidités des membranes biologiques sont contrôlées par la structure des lipides qui les composent, et plus particulièrement par la nature et la quantité de leurs acides gras polyinsaturés. Plus déformables, les globules rouges s'insinuent mieux dans les microvaisseaux.

Concernant le muscle cardiaque, la structure des cellules et les fonctions membranaires dépendent de la composition en acides gras polyinsaturés des membranes. Les cellules musculaires du cœur n'échappent pas à la règle. Des effets subsidiaires intéressants sont trouvés dans les huiles de poisson qui ont une action anti-arythmique appréciable.

Au niveau de la paroi vasculaire, les huiles de poisson ont un effet hypotenseur. Parmi les paramètres biologiques fondamentaux facilement mesurables, l'effet majeur des huiles de poisson est d'abaisser les triglycérides du sang, car la maladie artérielle peut même être indépendante du cholestérol, mais seulement dépendante de la triglycéridémie.

Les huiles de poisson constituent un lien entre la nutrition, la physiologie, la pharmacologie et la pathologie. Leur constance de composition, qui est garantie par le producteur, représente un atout important pour assurer la performance des artères, celle du cerveau comme celle de tout le corps.

Le fameux paradoxe français

En France, comme dans la plupart des pays industrialisés, les atteintes cardio-vasculaires constituent la première cause de maladie et de mortalité. Parmi ces affections, on trouve l'infarctus responsable du tiers des décès. Les lésions cardiaques ne sont pas le privilège des sujets âgés : la moitié des hommes hospitalisés en France pour infarctus du myocarde sont âgés de moins de soixante-cinq ans.

Les femmes, avant la ménopause, sont nettement moins atteintes que les hommes du même âge. Elles sont hormonalement protégées (ayant des quantités plus importantes de HDL-cholestérol). Après la ménopause, elles sont beaucoup plus touchées, mais toujours moins que les hommes d'âge égal, tout au moins avant soixante-quinze ans.

Pour les apports alimentaires de cholestérol sensiblement comparables, les Français meurent deux fois moins d'infarctus que leurs voisins belges et... trois fois moins que les Américains. Il a été calculé que la mortalité coronarienne baisserait de 78 % si les Américains mangeaient mieux ! C'est moins dramatique chez nous, mais quand même ! La France semble encore favorisée. Pourquoi ? Sûrement en partie parce que l'alimentation y est encore variée.

Une alimentation riche en acides gras saturés et pauvre en antioxydants (vitamine C, bêta-carotène, vitamine E, sélénium), en acides gras polyinsaturés, en fibres, favorise l'athérosclérose ; l'inverse est donc à recommander, pour profiter d'une vie normale sinon performante.

Pour expliquer la relative bonne santé des Français, des chercheurs ont évoqué la consommation d'alcool, qui augmente le « bon » cholestérol. Mais d'autres pays ont une consommation proche (en terme de degrés d'alcool) et pourtant leur taux de mortalité coronaire est plus élevé. Ce n'est donc sans doute pas uniquement le degré d'alcool lui-même qu'il faudrait prendre en compte, mais des molécules très particulières appelées flavonoïdes, qui sont présentes par exemple dans certains vins rouges ; elles pourraient avoir des propriétés protectrices pour les vaisseaux sanguins, par leur action antioxydante. Le vin est bénéfique, peut-être aussi par son contenu en acide salicylique... d'autant qu'il a été démontré que l'aspirine est aussi très efficace pour prévenir l'infarctus ! Prisée depuis Hippocrate, l'écorce de saule, d'où a été extraite l'aspirine, devrait-elle être mise à mariner dans le vin ?

Les effets salutaires seraient bien évidemment liés à une consommation modérée (un verre de bon vin rouge par repas) ; de fortes doses d'alcool, outre ses classiques dangers pour le foie et le système nerveux, augmentent la tension artérielle et, par conséquent, accroissent la mortalité cardio-vasculaire. Pour cette boisson, comme pour tout, c'est l'abus qui fait le poison, comme le disait déjà Paracelse il y a plusieurs siècles.

Chapitre 6

Votre bébé performant

La réussite scolaire et professionnelle se prépare aussi dans le ventre maternel puis dans le biberon. De fait, parmi les multiples préceptes qui accompagnent les périodes importantes de l'existence, un grand nombre concerne la mère et l'enfant, plus particulièrement les périodes de la grossesse et des premières années de la vie. Ils suggèrent de restreindre, voire de supprimer certains aliments ; ils imposent d'augmenter la consommation d'autres. Une grossesse radieuse est assurée par une alimentation équilibrée, variée, judicieuse. C'est la clé du bon développement futur de l'enfant.

On affirmait autrefois que la femme enceinte devait manger pour deux. Ce principe excessif avait au moins pour effet de faire grossir la mère et ainsi de lui assurer des réserves pour assurer l'allaitement de son enfant. Aujourd'hui, on l'encourage à ne pas trop grossir, et surtout à mieux connaître ses besoins nutritionnels. Mais son alimentation reste influencée par les habitudes du groupe social auquel elle appartient et par ses connaissances sur la physiologie de la grossesse.

Il est évident que l'alimentation maternelle pendant la gestation joue un rôle dans la croissance fœtale ; il reste cependant difficile de préciser son degré d'influence ; de nombreux éléments sont imbriqués, comme le niveau éducatif et socio-économique du milieu dans lequel vit la future mère, son alimentation depuis son enfance, sa taille, son âge, le nombre de grossesses précédentes et leur espacement. Premier sujet de préoccupation : le poids moyen de naissance des enfants de milieux défavorisés est inférieur à celui de enfants des classes aisées. Dans de nombreux pays en voie de développement, on a noté une élévation du poids moyen des nouveau-nés en rapport avec l'amélioration de l'alimentation et des conditions de vie des femmes. Avec, en parallèle, une amélioration des performances scolaires.

Diverses études concernent l'influence des restrictions alimentaires brutales : pendant la famine qui a sévi aux Pays-Bas, durant une période relativement courte, à la fin de la Deuxième Guerre mondiale, le poids de naissance moyen a perdu deux cent quarante grammes pour remonter à trois mille quatre cent cinquante grammes après la famine. Durant le siège de Leningrad qui dura dix-huit mois, le poids moyen des nouveau-nés diminua d'environ six cents grammes ! Le déficit alimentaire pendant la gestation entraîne la naissance d'un enfant de poids trop faible. Or les enfants dont le poids de naissance est inférieur à deux mille cinq cents grammes forment un groupe plus fragile et présentent des taux plus élevés de mortalité infantile. En France actuellement, environ vingt mille enfants naissent chaque année avec un poids inférieur à cette limite ! Au retard pondéral peut être associé un retard affectant la taille du nouveau-né et, s'il n'y a que peu de répercussions sur le développement cérébral, elles ne sont malheureusement pas négligeables.

L'augmentation de poids de la mère pendant la grossesse est un paramètre important. Il est difficile de définir une prise de poids idéale, car on doit tenir compte de l'indication de la balance avant la conception de l'enfant par la mère, de sa taille et de son activité. L'augmentation normale est d'environ neuf à douze kilos. Au moment de la naissance, la répartition se fait comme suit :

Enfant	3 à 4 kilos
Placenta	500 à 700 grammes
Liquide amniotique	700 à 800 grammes
Utérus	+ de 800 grammes
Glandes mammaires	400 grammes
Accroissement du volume sanguin	+ de 1 kilo
Rétention d'eau	+ de 1 kilo
Tissus gras (utilisés pour l'allaitement)	3 à 4 kilos

Cette prise de poids n'est pas régulière. Au cours du premier trimestre, elle est très faible, voire nulle. En effet, à trois mois, le fœtus ne pèse que quarante-cinq grammes. À partir du quatrième mois, le fardeau doit être d'environ mille cinq cents grammes par mois. Une bonne alimentation maternelle entraîne un développement harmonieux du fœtus, en particulier durant le dernier trimestre de la grossesse.

Une multitude d'études a montré qu'une alimentation équilibrée, qualitativement et quantitativement, pendant la grossesse, est un facteur de prévention des accidents tels que l'avortement, les accouchements prématurés, l'éclampsie, les néphropathies gravidiques, l'obésité. De plus, un régime suffisant permet la formation d'une réserve graisseuse adéquate, étape importante de la préparation à l'allaitement. Les prescriptions médicamenteuses visant à faire perdre du poids sont à proscrire, sauf exceptionnelle justification très précise.

Il faut insister sur l'importance du petit déjeuner, qui doit être suffisamment varié et assez copieux. Les femmes ayant tendance au surpoids doivent éviter de manger entre les repas, car ce comportement risquerait de les conduire à l'obésité. Une bonne hygiène de vie est de règle, faire régulièrement de l'exercice représente une nécessité. De nombreuses femmes doivent réexaminer leur mode d'alimentation, si elles veulent mener à bien une grossesse performante.

De l'énergie, mais pas pour deux

Le développement du fœtus, du placenta et de ses annexes implique évidemment un apport énergétique supplémentaire : durant le troisième trimestre de la grossesse, l'augmentation est d'un cinquième ; mais le surcroît d'énergie nécessaire à la constitution des tissus ne s'accompagne pas toujours de la nécessité d'une augmentation proportionnelle de l'apport. En effet, il se peut que, durant la grossesse, les modifications et les adaptations métaboliques assurent mutuellement une utilisation plus économique de l'énergie.

Le coût énergétique d'une grossesse a été évalué à quatre-vingt mille kilocalories. Cela correspondrait, d'après les experts de la FAO et de l'OMS, à un supplément de cent cinquante kilocalories par jour pendant le premier trimestre et à trois cent cinquante kilocalories par jour pendant les second et troisième trimestres.

La plupart des femmes, en France, bénéficient d'une alimentation convenable : il n'est donc pas nécessaire d'envisager pour elle un apport complémentaire. Toutefois, certains régimes cafétéria ou bien la fréquentation obstinée des croissanteries et de certains *fast-food* sont sources de problèmes pour l'enfant à venir.

L'âge intervient également. Une adolescente qui n'a pas terminé sa propre croissance conduit une grossesse difficile, à risques. En effet, après leurs premières règles, les filles grandissent encore pendant trois à quatre ans et prennent en moyenne sept centimètres (trois à douze centimètres). Leur bassin continue à s'élargir ; leurs organes génitaux subissent un important développement. Durant cette période, les besoins nutritionnels sont importants. Si la trop jeune future mère doit simultanément faire face à ses propres besoins de croissance et d'entretien auxquels s'ajoutent ceux de son enfant à venir, la situation devient difficile ; surtout dans les familles défavorisées. Point particulier, durant le premier trimestre, il convient de prévenir la chute de poids due aux nausées et vomissements. Généralement, ces vomissements cessent spontanément au bout de quelques semaines ; un traitement médical doit être mis en œuvre quand tel n'est pas le cas.

Protéines, lipides et glucides : la qualité prime la quantité

De multiples études épidémiologiques montrent l'importance, pour le développement harmonieux du fœtus, d'un bon apport en protéines pendant la grossesse. Il a besoin pour lui tout seul d'un gramme journalier de protéines pendant le premier trimestre ; il en faut quatre fois plus pendant le deuxième et dix fois plus au troisième ! Cela conduit, en France, à préconiser *un « supplément » : il représente dix grammes au moins de protéines par jour à partir de la deuxième moitié de la grossesse.* Cette remarque ne concerne heureusement pas la majorité des Françaises. En revanche, les futures mères dont les moyens financiers sont réduits doivent faire attention ; de même que les femmes végétariennes, migrantes, réfugiées, et toutes celles qui se trouvent dans une situation sociale ou économique difficile.

Il est très souhaitable, pour ne pas dire obligatoire, que la moitié au moins des protéines de la ration soit d'origine animale. Les femmes enceintes doivent donc manger de la viande et des produits laitiers. Les végétaliennes ont des problèmes car leur régime exclut viandes, poisson, œufs, lait et ses dérivés. Il devient très difficile de satisfaire les besoins en chacun des acides aminés indispensables en vitamines et minéraux. En revanche, les végétariennes consomment des œufs, du lait, et leurs produits dérivés. Leur niveau culturel étant généralement bon, elles n'ont globalement pas de difficultés, d'autant plus qu'elles ne fument que rarement et ne boivent que peu d'alcool.

Les quantités souhaitables de lipides et de glucides varient en fonction de la taille, de l'activité, de l'appétit mais aussi des goûts. Un problème difficile à cerner est celui des lipides cachés, c'est-à-dire ceux qui sont contenus dans les gâteaux, viennoiseries et les sauces mais aussi dans certaines viandes, les fromages et les œufs. Plus que jamais les graisses polyinsaturées doivent être recherchées avec soin (celles de certaines huiles végétales, comme les huiles de soja, noix, colza et germe de blé), celles qui sont saturées doivent être évitées. Les huiles d'assaisonnement polyinsaturées sont donc à utiliser sans parcimonie, un mélange d'huile tout préparé constitue incontestablement un choix judicieux et performant.

Les sucres à distribution lente dans l'organisme sont évidemment les meilleurs, au premier rang desquels on trouve les pâtes. Il faut aussi rappeler la nécessité de consommer une quantité suffisante de légumes verts et d'aliments riches en fibres végétales, qui favorisent le transit intestinal tout en apportant des nutriments essentiels, comme les vitamines et les éléments minéraux.

Attention aux minéraux !

Les besoins en calcium sont sensiblement accrus durant la grossesse, en particulier au cours du dernier trimestre, ne serait-ce que pour l'évidente raison qu'il faut construire le squelette du futur enfant. Il est souhaitable que la ration de calcium atteigne mille deux cents milligrammes par jour. Certains nutritionnistes proposent même le chiffre de mille cinq cents milligrammes. L'organisme du nouveau-né contient environ trente grammes de calcium. Un apport insuffisant pour la future mère risque de perturber l'élaboration du squelette de l'enfant ; mais aussi de favoriser quelques troubles maternels : crampes musculaires, déminéralisation ou caries dentaires. Le calcium peut être fourni par le lait, les fromages frais et fermentés, un peu par les fruits frais et secs. Le lait et ses dérivés restent la source la plus importante, mais aussi la plus économique et la mieux utilisée. Le lait de soja, quant à lui, n'a strictement rien à voir avec le lait de l'animal, quant à la composition en nutriments.

Le sodium demande une attention particulière. Au cours des grossesses normales, la validité et l'innocuité de la suppression totale du sel ne sont pas sérieusement prouvées. Tout d'abord, en l'absence de sel, la fadeur des aliments ne stimule guère l'appétit, ce qui peut éventuellement provoquer une insuffisance de la ration énergétique, quantitativement et qualitativement. Par ailleurs, déconseiller les laitages et les fromages restreint nettement l'apport en calcium ; enfin, un régime « sans sel » trop sévère peut, surtout s'il est maintenu pendant une longue période, perturber les régulations hydro-électrolytiques.

L'iode, le magnésium, le soufre, le fluor, comme d'ailleurs les autres minéraux, sont évidemment indispensables au développement du fœtus. Ils sont fournis par l'alimentation courante. Toutefois, dans certaines régions, une carence en iode risque d'entraîner la formation de goitres congénitaux ou de favoriser les avortements. Si l'apport d'aliments riches en iode est insuffisant, il est compensé en utilisant du sel de table iodé.

Les besoins en fer directement liés à la grossesse sont évalués à environ huit cent vingt-cinq milligrammes : le fœtus à terme en contient environ trois cents milligrammes et le placenta approximativement vingt-cinq milligrammes ; l'accroissement de la masse sanguine maternelle demande environ cinq cents milligrammes, qui sont à fournir surtout durant la seconde moitié de la grossesse. Les pertes de fer par les urines, les selles et la sueur ne sont pas modifiées par l'état de grossesse : pour l'ensemble des neuf mois, elles sont d'environ deux cent vingt milligrammes. À cela, il faut ajouter les pertes occasionnées par les hémorragies de l'accouchement et du *post-partum* qui sont d'environ deux cents milligrammes. Mais le fer utilisé pour accroître la masse totale des hématies revient après l'accouchement dans les réserves de la mère. Par conséquent, les pertes dues à la grossesse et à l'accouchement s'élèvent seulement à cinq cent soixante-cinq milligrammes en moyenne.

D'après les recommandations de la FAO, le besoin moyen quotidien en fer absorbé est de 0,8 mg pendant le premier trimestre de la grossesse, de 4,4 mg pendant le deuxième et de 6,3 mg durant le troisième. Mais la capacité du régime alimentaire à couvrir le besoin en fer dépend de sa biodisponibilité. Elle varie entre 5 % pour les régimes à base de céréales, racines et tubercules, et 20 % pour les régimes diversifiés contenant des quantités importantes de protéines animales.

La satisfaction des besoins en fer de la femme enceinte nécessite donc un apport supérieur à trente milligrammes par jour durant la seconde moitié de la grossesse et bien davantage, au-delà de cinquante milligrammes par jour. Si la femme a débuté sa grossesse avec des réserves en fer faibles ou nulles, il est alors très difficile d'assurer cet apport par l'alimentation, même si elle est riche et diversifiée. C'est pourquoi un apport complémentaire peut s'avérer nécessaire, sous forme de préparation pharmaceutique. À moins de manger force boudin.

Un petit tiers des femmes enceintes sont carencées en fer, cette proportion monte à la moitié dans les populations à risque (grossesses rapprochées, régimes alimentaires inadaptés, milieu défavorisé).

En effet, les causes de carence en fer sont multiples. Outre les réelles anémies, les grossesses multiples et rapprochées risquent d'épuiser l'organisme maternel ; l'âge de la parturiente est important, car les besoins en fer des adolescentes sont déjà élevés. Les régimes alimentaires qui privent l'organisme d'aliments riches en fer (en particulier de protéines animales) ou entravent son absorption (acide phytique) peuvent être incriminés. Sans négliger les troubles digestifs chroniques et les affections occasionnant des pertes en fer : hémorragies, diverses maladies parasitaires.

Des vitamines à foison

La teneur en vitamine A du sérum des femmes enceintes est diminuée, mais l'avitaminose A ne se rencontre que rarement en France. L'organisme humain stocke la vitamine A au niveau du foie, les signes de carence se rencontrent uniquement quand le déficit est de longue durée.

Une déficience en vitamines du groupe B semble jouer un

rôle dans l'apparition de certains troubles, fréquents au cours de la grossesse, en particulier les crampes musculaires. Les besoins sont accrus chez les femmes enceintes, particulièrement pour l'acide ascorbique (on conseille un apport de quatre-vingt-dix milligrammes par jour environ), pour la riboflavine (B2), la niacine (PP), la pyridoxine (B6) et plus encore pour l'acide folique. La supplémentation vitaminique, et tout particulièrement en acide folique, a fait la preuve de son efficacité dans la prévention des anomalies congénitales neurologiques.

Chez la femme enceinte, comme chez tout un chacun, l'organisme synthétise la vitamine D. Mais, durant l'automne et l'hiver, cette synthèse peut être faible. Étant donné que les besoins en vitamine D sont légèrement accrus pendant la grossesse, un apport de vingt microgrammes par jour est donc conseillé.

La vitamine E participe à la préservation des phospholipides membranaires (en particulier dans les cellules cérébrales) car elle intervient dans la protection de leurs acides gras polyinsaturés. Les travaux récents incitent à proposer des apports en vitamine E un peu plus importants que de coutume chez la femme pendant la grossesse et l'allaitement.

Le lait maternel

Pour le nourrisson, l'aliment le meilleur, celui qui lui est le mieux adapté, c'est bien évidemment le lait de sa mère. À l'heure actuelle, l'allaitement au sein retrouve son droit de cité, en particulier chez les femmes bénéficiant d'un niveau d'instruction élevé. Pour fabriquer huit cents millilitres de lait par jour, d'une valeur énergétique de six cents kilocalories, la mère devrait recevoir un apport énergétique complémentaire au moins équivalent. Mais, tenant compte de l'utilisation de la réserve graisseuse accumulée pendant la grossesse, il suffit en réalité de supplémenter la ration quotidienne de cinq cents kilocalories par jour.

Bien entendu, ces recommandations ne sont valables que dans la mesure où les réserves sont suffisantes ; malgré tout, une femme allaitante mal nourrie donne un lait de qualité à peu près normale, mais la quantité produite diminue.

Les besoins protéiques supplémentaires journaliers de la mère au cours des premiers mois d'allaitement sont estimés à environ vingt grammes de protéines usuelles, c'est-à-dire animales.

Le lait maternel est pauvre en fer (un dixième de milligramme de fer par litre), mais sa biodisponibilité est très élevée puisqu'elle se situe aux environs de 50 %, contre 10 à 20 % pour le lait de vache. Ce fer, présent dans le lait maternel, entraîne une perte pour la mère, qui correspond en partie à l'absence de menstruation. Les besoins moyens en fer en période d'allaitement sont toutefois accrus d'environ quatre milligrammes par jour.

Concernant le calcium et les vitamines, les besoins nutritionnels qualitatifs et quantitatifs de la femme allaitante sont supérieurs à ceux nécessaires à celle qui ne l'est pas.

Les acides gras qui parviennent au fœtus par le sang maternel, ou qui sont donnés au nourrisson dans la période néo-natale sont extraordinairement importants. L'intérêt est considérable de favoriser une bonne disponibilité en acides gras polyinsaturés, car il conditionne l'efficacité future du cerveau en assurant l'élaboration de robustes membranes.

Mais le sein doit être lui-même naturel, celui qui a été siliconé risque d'être dangereux pour l'enfant : l'exploration œsophagienne systématique d'enfants de six ans nourris au sein par des mères ayant des prothèses à la silicone a montré que nombre d'entre eux présentent des anomalies des deux tiers inférieurs de l'œsophage ! L'explication est pour le moment inconnue, mais la perturbation ressemble à une anomalie observée sur l'œsophage sclérodermique.

Halte à l'alcool et au tabac !

Les femmes consomment actuellement, hélas, plus d'alcool qu'autrefois. L'alcool apporte des calories et fait donc grossir ; il risque par ailleurs d'entraîner des effets nocifs sur le développement embryonnaire et fœtal.

L'alcoolisme de la mère peut provoquer une véritable « embryo-fœtophathie alcoolique » qui se manifeste par un retard de croissance intrautérin : le nouveau-né est alors de poids et de taille sensiblement inférieurs aux chiffres habituels, il présente un petit périmètre crânien associé à un volume crânien inférieur à la normale. Le visage est étroit, les oreilles sont implantées bas. Le retard de croissance persiste dans l'enfance et s'accompagne d'un retard du développement psychique. Le syndrome d'alcoolisme fœtal est une entité clinique qui n'a été clairement individualisée que récemment. Sa gravité à long terme est préoccupante, en particulier sur le plan cérébral. Il serait une cause majeure de déficience intellectuelle en France. Il faut toutefois distinguer le retard psychomoteur d'un enfant de mère alcoolique de celui observé chez un enfant vivant dans une famille socio-économiquement défavorisée où l'alcoolisme est un fléau.

Il n'est pas nécessaire d'imposer à une mère de supprimer totalement de son régime toute boisson alcoolisée. Il vaut mieux lui conseiller de diminuer fortement cette consommation, de la réserver à quelques situations exceptionnelles (réception familiale, réunion entre amis) et de ne jamais prendre d'alcool à jeun.

Les effets nocifs de la consommation du tabac au cours de la grossesse sur le fœtus et les nouveau-nés sont fermement établis par des enquêtes rigoureuses. La mortalité périnatale et la proportion de nouveau-nés hypotrophiques est plus grande chez les enfants de mères qui fument. La mortalité périnatale est de vingt-huit pour mille lorsque la mère fume, alors qu'elle n'est que de huit pour mille lorsqu'elle n'a pas ce vice. Le pronostic fœtal est d'autant plus mauvais que les femmes fument plus et inhalent la fumée.

Chapitre 7

Rester jeune

Nous sommes tous jeunes, il y en a simplement certains qui le sont depuis plus longtemps que d'autres. En effet, certaines personnes de soixante-dix ou quatre-vingts ans sont encore actives, conservent leur lucidité d'esprit, leur liberté de jugement ; elles sont aptes à profiter de la vie et participent aux activités professionnelles, sociales ou politiques. Alors que d'autres sont séniles à moins de soixante. En réalité, le vieillissement de certaines fonctions biologiques commence jeune et la perte de certaines aptitudes s'étend sur une longue période. Ce n'est pas à un âge déterminé que l'on devient une « personne âgée » : le processus est long et variable selon les individus.

En fait, le vieillissement est en grande partie dû à la dégradation du cerveau et commence... dès la naissance, puisque les neurones sont les très rares cellules à ne pas se renouveler et que leur disparition commence dès avant la naissance. C'est pourquoi l'alimentation peut jouer un rôle essentiel pour retarder les effets du vieillissement. Une étude très récente, réalisée sur des personnes dont l'âge moyen est de soixante-treize ans, avec le concours de BSN et de la fondation IPSEN, a montré que celles et ceux qui répondent le mieux à une série de tests qui explorent la mémoire, la concentration et la rapidité de réaction, ont eu régulièrement des apports alimentaires supérieurs en vitamine (notamment B, B6, C et E) et en fibres. Ceux qui bénéficient des scores les plus élevés, à ration énergétique globale identique évidemment, consomment plus de viande, de céréales (pâtes et pain), de fruits et de légumes. Au temps de la retraite, la première chose à faire consiste à mettre à profit le temps libre pour préparer et mijoter de bons petits plats.

La population âgée est de plus en plus importante, elle est appelée à jouer un rôle social accru dans les années à venir. On comprend l'enjeu. On saisit aussi pourquoi il serait aussi ruineux pour la Sécurité sociale que dangereux pour l'ensemble de la société, d'avancer l'âge de la retraite. En effet, cesser toute activité à cinquante-cinq ans peut se révéler calamiteux pour le cerveau ; il s'anesthésie, commande moins efficacement le corps qui tombe en décrépitude. Ceux dont la seule activité fut le travail ne savent plus que faire quand ils l'ont arrêté : ils s'avachissent. C'est ainsi que des pathologies qui n'apparaissent normalement que vers soixante-quinze ans peuvent se démasquer dès soixante-cinq ans chez ceux qui ont pris leur retraite à cinquante-cinq ! Le maintien d'une activité est absolument indispensable au fonctionnement des organes. Le cerveau a besoin d'activité intellectuelle, pour commander et occuper le corps impérieusement.

À la maison ou pas ?

Le fait de vivre à son domicile à un âge avancé témoigne généralement d'un état de santé encore relativement bon. Continuer à maintenir, sinon à construire, son cadre de vie constitue un élément important. Il stimule le maintien d'activités : faire ses courses, choisir ses aliments, les préparer ; mais le risque de malnutrition est grand, pour de multiples raisons.

La première réside dans la modicité des ressources. Il existe de grandes différences dans les conditions de vie et d'alimentation des personnes âgées. Selon les revenus ou le niveau des allocations perçues, selon l'endroit, selon le statut social et le niveau d'études, selon la fidélité aux principes traditionnels de la nutrition. Parmi ceux et celles qui vivent seuls à leur domicile, beaucoup ne disposent que d'un budget très modeste, qui les contraint à renoncer aux aliments coûteux, à limiter les achats, ce qui se révèle trop souvent catastrophique.

Les produits proposés par les industries alimentaires pourraient rendre grand service, en évitant les tâches d'épluchage ou de préparation et en facilitant la conservation. Mais ces préparations prêtes à l'emploi sont d'un prix souvent trop élevé, demandent un équipement ménager indispensable, congélateur ou simple réfrigérateur, dont ne disposent pas toutes les personnes âgées. En outre, elles connaissent mal ces préparations qui n'existaient pas de leur temps et qui les effraient. Certaines personnes habitent loin des magasins d'alimentation. Faire les courses est fatigant ; aller dans les supermarchés fait peur, car cette forme de distribution ne correspond pas à leurs habitudes, le gigantisme affole.

Bien souvent, une meilleure répartition des apports alimentaires de la journée permettrait une meilleure expérience de la vie : il est plus intéressant de faire trois ou quatre repas par jour que deux. Ceux qui restent confinés chez eux, alors qu'ils peuvent encore marcher, doivent impérativement s'astreindre à une activité physique, ne serait-ce que la marche, avec l'aide d'un kinésithérapeute si nécessaire, pour maintenir un minimum de souplesse le plus longtemps possible. Le handicap physique, qui n'est pas encore une franche maladie, altère l'état nutritionnel des personnes âgées ; il entraîne l'incapacité et l'échec, si de simples remèdes ne sont pas apportés.

Certaines municipalités ont organisé un service de repas déposé à domicile. Cette initiative est utile pour les personnes qui ont malheureusement perdu toute autonomie, mais souhaitent rester dans l'environnement de leur vie. Ce service se montre tout à fait nuisible pour les plus valides qui, n'ayant plus à faire leurs courses, risquent de ne plus sortir du tout. En revanche, la généralisation de restaurants de troisième âge aide certaines personnes à s'évader de leur isolement, surtout si des clubs y sont associés, et s'ils réussissent à favoriser des relations humaines chaleureuses. Le bon choix politique est facile à faire. Mais, comme souvent, il n'est pas celui du moindre effort. Les commerçants qui passent dans les hameaux reculés de nos merveilleuses campagnes avec leurs magasins-camions réalisent une activité d'utilité publique : solidarité, communication et sauvegarde, sociologique et donc écologique, des campagnes.

La preuve de l'importance des aliments a été donnée par une étude récente : à ressources égales, les moins de cinquante-cinq ans consacrent 9 % de leur budget à l'alimentation, les soixante-cinq/soixante-quatorze ans 25,5 % et les octogénaires 29 %. Mais il ne s'agit que de pourcentages ; en réalité, il convient de tenir compte du fait que les revenus baissent énormément.

Vivre dans une institution devrait théoriquement assurer une alimentation satisfaisante associée à une assistance médico-sociale, mais engendre souvent un abandon des activités personnelles, un désintérêt et une sous-nutrition par manque d'initiative. Il importe simultanément d'améliorer les apports alimentaires et de chercher à restaurer un environnement affectif, en luttant contre l'ennui, la monotonie, la solitude. Les repas constituent régulièrement la seule surprise dans une journée banale et monotone : « Qu'aurons-nous à déjeuner aujourd'hui ? » Si dans les institutions de personnes âgées, les repas sont souvent les seules joies de la journée, encore faut-il qu'ils soient bons et agréablement présentés, que le personnel soit gentil, serviable et compréhensif, que le directeur sache rester ferme mais humain. Dans le vert pays de la Corrèze, un formidable exemple est donné par la maison de retraite de Bugeat, grâce aux exceptionnelles qualités humaines de son directeur : les pensionnaires y retrouvent la chaleur d'antan et les bons petits plats tout simples du bon vieux temps. Aussi, les centenaires y sont régulièrement fêtés...

Bien souvent, il est regrettable que, dans certaines institutions, les responsables ne fassent aucun effort d'imagination : les repas se ressemblent, les menus se répètent chaque semaine, inchangés. Retrouver les bons petits plats d'autrefois stimule efficacement la mémoire en rappelant des souvenirs et favorise le bon fonctionnement intellectuel, ne serait-ce qu'en éveillant la conversation.

Vaincre la solitude

La solitude constitue incontestablement un effet pervers de la croissance de l'espérance de vie. En effet, les gains en longévité, dont on ne saurait que se réjouir, ne sont réellement satisfaisants que s'ils s'accomplissent sans invalidité, étayés par une qualité de vie acceptable.

Malheureusement, une étude récente de l'INSEE consacrée aux « étapes de la vie familiale » montre que les gains en espérance de vie se traduisent par une augmentation importante de la solitude, notamment pour les femmes. La vie en famille occuperait soixante ans de l'existence d'un homme, soixante-deux ans de celle d'une femme. En 1990, date de la dernière étude exhaustive, 81 % des Français (soit quarante-huit millions) faisaient partie d'une famille dont : 30 % d'enfants, 30 % de parents, 21 % de couples sans progéniture. Cela veut dire que les 19 % restant (soit onze millions de personnes) vivent seuls ou en collectivité. Les hommes, dont l'espérance de vie était de 72,7 années en 1990 vivent 22,4 années dans leur première famille (quand ils sont enfants), 19,6 années dans leur deuxième famille (en tant que parents), 18,2 années en couples sans enfant (avant la naissance des enfants et après leur départ). Les femmes qui avaient une espérance de vie de 80,9 années en 1990, vivent 21,5 années dans leur première famille (enfants), 22 années dans leur deuxième famille (parents), 18,2 années en couple sans enfant. Il en résulte finalement que la vie en famille occupe : 60,2 ans pour un homme, et 61,7 ans pour une femme. Les femmes, dont l'espérance de vie est beaucoup plus grande, passent donc 19,2 années en dehors du cadre familial, les hommes : 12,5 années.

Compte tenu de la vie passée en collectivité, auprès de

proches ou d'amis, en moyenne les hommes vivent seuls pendant 5,9 années, les femmes pendant 11,6 années. Le surcroît de l'espérance de vie des femmes se traduit surtout par un allongement de la vie solitaire au cours de l'âge mûr puis de la vieillesse. Or les seuls moments gais de cette solitude, même et surtout en collectivité, sont les repas.

Ne serait-ce que dans les maisons de retraite, il est connu que ceux qui mangent seuls, dans leur chambre, sont en moins bonne santé, ont moins de bien-être, de gaieté. Ils mangent de plus trop vite et sans plaisir. Ces personnes ont besoin de conseils précis (et répétés, car elles oublient), d'une aide matérielle, mais encore plus besoin d'amitié et d'affection. L'appétit vient en mangeant en bonne société !

Les personnes âgées, plus encore que les autres, digèrent beaucoup mieux les repas pris dans la joie, en compagnie de ceux qu'elles aiment ; alors que les repas pris dans la solitude sont indigestes. La solitude, dont la pire est le veuvage, engendre la malnutrition. Par exemple, les apports nutritionnels ont été mesurés chez cinquante femmes de plus de soixante ans ayant perdu récemment leur époux, et cela de façon comparative à cinquante femmes du même âge mais n'ayant pas subi un tel deuil. Comme on pouvait le penser, la perte de l'être cher s'est accompagnée d'un certain nombre de modifications sociales, et de perturbations du comportement nutritionnel. Ainsi les apports énergétiques moyens sont de mille quatre cent trente-deux kilocalories dans ce groupe tandis qu'ils sont mille huit cent quarante-cinq chez les femmes vivant toujours avec leur conjoint. De plus, près d'un tiers des veuves se plaignent d'anorexie. Elles ont en moyenne perdu plus de trois kilos contre trois cents grammes dans le groupe contrôle. Enfin, leur alimentation est nettement moins diversifiée que dans le passé ou que celle du groupe contrôle. Ainsi, le deuil apparaît clairement comme un mode d'entrée dans la dénutrition chez les personnes âgées ; il impose une attention particulière de l'intéressé mais aussi du médecin.

Triompher des vicissitudes

Avec le poids et les tribulations des ans, les causes de malnutrition, de déficiences minérales ou vitaminiques sont de tout autre nature : perturbations du transit digestif, troubles de l'absorption intestinale de certains nutriments (comme celle du calcium qui est diminuée chez les individus âgés). Les sécrétions digestives sont modifiées quantitativement et qualitativement. L'utilisation métabolique de certains nutriments est abaissée. Certains dysfonctionnements hormonaux peuvent retentir défavorablement sur les métabolismes protéiques et glucidiques. La régulation de ce métabolisme glucidique est souvent perturbée en raison d'une résistance à l'utilisation périphérique du glucose plutôt que par diminution de la capacité fonctionnelle du pancréas (car l'insuline n'est pas en cause directement).

Toutes les infections et les états inflammatoires chroniques favorisent la dénutrition et, inversement, celle-ci accentue l'altération des défenses immunitaires ; le cercle est vicieux.

De petits problèmes, qu'il ne faut pas cependant méconnaître, perturbent aussi la prise alimentaire. Une très mauvaise dentition gêne la mastication des aliments. L'économie du dentiste augmente le coût social de la mauvaise alimentation : le calcul est mauvais. Quoi qu'il en soit, la viande hachée et le poisson doivent alors remplacer la bavette ou l'entrecôte. Un tremblement et une perte de précision des gestes de la main entraînent une difficulté à couper la viande, à éplucher les légumes ou les fruits. Chez les personnes alitées, la décalcification osseuse est fréquente. Or une bonne fixation du calcium sur les os exige, dans la journée, une succession de pressions et de tractions : ceux qui sont immobilisés pendant plusieurs semaines ou quelques mois (quelle que soit la cause de cette immobilisation) subissent une déminéralisation du tissu osseux. Il faut inciter les personnes âgées à maintenir une activité physique.

L'altération du goût constitue un autre phénomène important. Ceux et celles qui ont accumulé les années s'en plaignent souvent. Les cellules des papilles linguales, responsables des perceptions gustatives sont, chez les adultes, renouvelées à un rythme rapide (de cinq à huit jours), mais leur nombre diminue avec l'âge.

Les appréciations sensorielles s'émoussent ; celles qui ont été apprises, et qui ont une forte connotation culturelle (odeur, vue, oreille) sont globalement les plus fragiles. Les perceptions plus ou moins inscrites dans le patrimoine génétique, celles de la langue, dominent ; le penchant vers le sucré devient de plus en plus fort car sa perception elle-même diminue quand même. La carence en zinc est un exemple redoutable : cet élément est indispensable au fonctionnement des papilles, il est de plus présent tout particulièrement dans les régions cérébrales qui évaluent les goûts. Sa restriction fait trouver les aliments insipides : ils sont donc rejetés ; le déficit s'exacerbe, le cercle vicieux de la malnutrition s'instaure. D'une manière générale, la prise de certains médicaments, la dénutrition, les déficiences en vitamine A, en acide folique, accentuent les troubles de perception gustative. Ceux-ci peuvent favoriser une diminution de l'appétit, et surtout une appétence réduite pour les viandes, ce qui réduit les apports en fer, zinc et en plusieurs vitamines du groupe B.

La prescription de régimes restrictifs sévères et stricts à des personnes âgées est très rarement justifiée, que ce soit dans le but de prévenir les cardiopathies ischémiques, les accidents vasculaires liés à l'hypertension ou d'autres pathologies. Un taux d'urée sanguine ou de cholestérol un peu élevé ne justifie en aucun cas l'interdiction de la viande ou les œufs, aliments absolument indispensables ! D'ailleurs, des études récentes ont montré qu'après soixante ans, il n'existait plus aucune relation entre le cholestérol sanguin et le risque de maladie cardio-vasculaire. Bien mieux, un taux trop bas devient dangereux !

Histoire vraie : l'aventure d'un très vieil Américain de l'Ouest profond. Sur le conseil pressant de son médecin, il y a plus de cinquante ans, il a supprimé la viande de sa table parce qu'il était issu d'une famille d'hypertendus. Il a remplacé les steaks par des œufs (sans bacon) et n'a jamais revu de médecin. Le bénéfice de sa santé florissante était mis au compte de la suppression de la viande. Erreur ! Le pot aux roses fut découvert quand le hasard l'a sélectionné, à l'âge respectable de quatre-vingt-seize ans, pour participer à un sondage des services de santé de l'État du Wyoming, portant sur les rapports entre régime alimentaire et cholestérol (toujours cette obsession morbide). Sa cholestérolémie était très modeste, malgré la consommation de deux cent cinquante mille œufs. Le résultat fut jugé surprenant et contrariant. On lui fit donc subir une multitude d'explorations fort ennuyeuses, en lui conseillant très fermement, bien évidemment, de... supprimer immédiatement les œufs. Il avait frôlé la catastrophe.

Une pression artérielle élevée ne justifie en rien la suppression du lait ni des fromages sous prétexte que ces aliments contiennent du sodium ; ils sont une bonne source de protéines et constituent le principal approvisionnement alimentaire du calcium. En outre, un régime désodé est fade, peu agréable, il favorise la sous-alimentation et donc la dépression.

Par ailleurs, est-il préférable qu'une personne vive jusqu'à quatre-vingt-onze au lieu de quatre-vingt dix au prix d'un régime diététique sévère pendant la dernière décennie de sa vie, plutôt que de profiter d'une alimentation aussi « normale » que possible durant les années de vieillesse, quitte à mourir quelques mois ou un an plus tôt ? Avons-nous le droit de décider pour les autres ? En réalité, il s'agit très probablement d'une fausse question, car manger bien, varié et gaiement confère une vie plus heureuse et sans doute plus longue qu'un régime sinistre et insipide.

Le tube digestif est un organe comme les autres : il a besoin des aliments pour se maintenir et fonctionner. Moralité : en mangeant mieux on digère mieux, l'anticercle vicieux en quelque sorte.

Au bout du compte, la prévention des difficultés du grand âge réside dans l'alimentation des nourrissons, des enfants, des adolescents, des jeunes adultes. Vouloir intervenir à soixante-dix ans est un peu tardif, ce qui ne signifie pas que ce soit inutile.

Les apports nutritionnels conseillés

Pour les personnes âgées, plus encore que pour les adultes, il convient absolument d'éviter d'imposer des normes. Il faut tenir compte, pour chaque individu, de son mode de vie, de ses activités physiques, de son appétit, de ses habitudes alimentaires antérieures. Le critère de variété des aliments est d'autant plus indispensable que la ration calorique réduite risque de ne pas apporter la quantité nécessaire en vitamines et minéraux.

Les besoins énergétiques dépendent, pour une large part, de l'activité physique. Ils diminuent avec l'âge. On peut les estimer, pour le groupe d'âge de soixante à soixante-neuf ans, aux huit dixièmes environ de ceux des adultes jeunes ; et pour les personnes de plus de soixante-dix ans, aux sept dixièmes. Ces données sont seulement indicatives, elles sont proposées pour la moyenne des individus ; les variations sont donc parfois importantes.

Durant la période adulte, la masse protéique totale se maintient à un niveau stable ; mais elle décroît à partir de quarante ans, d'abord de façon lente, puis plus rapidement, surtout au niveau des muscles. Il faut absolument favoriser le maintien de la masse cellulaire, à l'âge adulte comme au cours du vieillissement.

Parmi les besoins en acides aminés indispensables, ceux en

acides aminés soufrés (méthionine et cystine) semblent proportionnellement accrus chez les personnes âgées. D'autres acides aminés, en particulier le tryptophane et la lysine, peuvent n'être présents dans la ration qu'en quantités faibles, chez les individus qui consomment très peu de viande et de produits laitiers.

Quotidiennement, la pratique gériatrique montre qu'il faut faire un effort pour obtenir l'ingestion protéique minimale, évaluée à environ un gramme par kilo de poids par jour. Il convient d'ajouter les besoins spécifiques accrus, qu'il s'agisse de simple infection, ou de maladie plus grave, chez les personnes âgées en perte d'autonomie, fragiles ou atteintes d'affections intercurrentes. Les produits mixés (viandes ou poissons, légumes), suffisamment variés et gustativement agréables, constituent un mode alimentaire simple chaque fois qu'il y a obstacle à l'alimentation solide. Ils sont absolument utiles.

Les apports lipidiques ne devraient pas constituer, tout comme chez les adultes, plus d'un tiers de la ration énergétique totale. Ils doivent présenter des proportions correctes entre les acides gras polyinsaturés, mono-insaturés et saturés (théoriquement un tiers pour chacun).

Les sujets âgés doivent vaincre une diminution des activités métaboliques de transformation des deux précurseurs alimentaires obligatoires, les acides linoléique et alpha-linolénique, ce qui est fâcheux pour la synthèse de l'acide arachidonique et de l'acide cervonique (qui ne sont présents qu'en faible quantité dans les aliments, et uniquement dans les produits animaux). La nécessité de consommer certains acides gras polyinsaturés en quantité élevée se révèle donc justifiée. Un complément alimentaire est intéressant, quand il apporte directement ces acides gras (sous forme de phospholipides) : c'est le cas de Lécitone senior.

Les apports liquidiens sont à prendre en compte d'autant plus sérieusement qu'ils sont souvent négligés. Les personnes âgées ne boivent généralement pas assez pour satisfaire pleinement les besoins en eau de l'organisme. Il en résulte un état de déshydratation modérée, fréquent au-delà de soixante-dix ans, sans doute parce que la sensation de soif s'émousse, et que les mécanismes régulateurs de la prise d'eau fonctionnent moins bien. En outre, la prescription de certains diurétiques, parfois manifestement abusive, peut favoriser la déshydratation.

Quand on devient moins jeune, il ne faut pas oublier de boire. L'efficacité demande de consommer du liquide de manière presque rituelle, en dehors des repas ; en l'associant à certains comportements, par exemple après avoir fait des courses ou une promenade, en recevant des visites, ou à l'occasion de diverses activités. Il est, par ailleurs, efficient de se forcer à boire abondamment des liquides au cours des repas grâce à certaines sollicitations gustatives, en mettant à profit la qualité de l'eau consommée, comme celle des boissons aromatisées ou gazéifiées, si nécessaire. Le thé, le café, ou les tisanes sont souvent appréciés, ainsi que le bouillon de légumes et les soupes. La consommation de boissons alcoolisées doit rester très modérée mais, en règle générale, il n'y a strictement aucune raison, bien au contraire, d'interdire la consommation d'un peu de vin ou de bière au cours des repas.

Quelles boissons les personnes âgées préfèrent-elles ? Pour répondre à cette question, une enquête très sérieuse a été réalisée. La méthode utilisée a comporté la dégustation de six couples de boissons (eaux minérales, plates, gazeuses, ou aromatisées). Elles étaient versées dans des gobelets opaques, offertes dans un ordre aléatoire. Chaque personne était invitée à identifier les deux gobelets contenant la même boisson. Les résultats montrent que les deux tiers des personnes âgées identifient les deux gobelets contenant la même boisson ; 66 % préfèrent les eaux plates (dont 58 % des eaux plates non aromatisées contre 8 % des eaux plates aromatisées). Comme quoi les eaux dites plates ont bien du goût, même pour ceux qui en ont perdu un peu. 34 % préfèrent les eaux gazeuses dont 24 % non aromatisées et 10 % aromatisées.

On trouve un litre d'eau dans :

Eau pure	1 000 grammes
Pastèque, melon	1 080 grammes
Huître, lait, orange, citron, groseille, fraise, poire, myrtille, pêche, pomme, légumes (vert ou non) [1]	1 100 grammes
Cerise, cassis, raisin	1 200 grammes
Cervelle	1 250 grammes
Poisson maigre	1 250 grammes
Poisson gras	1 500 grammes
Pomme de terre	1 300 grammes
Lapin, œuf entier, cœur, rognon	1 350 grammes
Bifteck, foie, banane	1 400 grammes
Châtaigne	1 900 grammes
Fromage blanc	1 200 grammes
pâte molle	1 850-2 500 grammes
moisissure	2 500 grammes
pâte pressée non cuite	3 300 grammes
pâte pressée cuite	2 700 grammes
Poulet (blanc)	2 500 grammes
Pain, noisette	2 600 grammes
Noix	4 200 grammes
Lard	5 500 grammes
Miel, margarine	6 200 grammes
Beurre	6 500 grammes
Germe de blé	9 100 grammes
Lentille, pois, haricot blanc	10 000 grammes
Riz	12 500 grammes
Saindoux	20 000 grammes

Le calcium doit constituer une préoccupation majeure. La raréfaction osseuse bien que pratiquement constante chez les personnes âgées est plus ou moins accentuée ; c'est la perte normale que subit le tissu osseux lors du vieillissement, elle se doit d'être combattue. Chez les personnes de sexe féminin, la déminéralisation des os est rapide dans les années qui suivent la ménopause ; d'où la fréquence beaucoup plus élevée des fractures du col du fémur et des tassements vertébraux. Mais il a été clairement démontré que les fractures du col du fémur

1. Il y a plus d'eau dans les fruits entiers que dans les nectars ou certaines boissons, car ils contiennent de nombreux morceaux de sucre qui y sont dissous.

consécutives à une chute sont, pour les individus de même sexe et de même âge, plus fréquentes chez ceux qui souffrent d'une malnutrition protéique.

Pour prévenir ou limiter le processus de déminéralisation, un bon apport en aliments riches en calcium s'impose (surtout les produits laitiers, les fromages des terroirs doivent être mis à contribution avec ferveur et générosité, en sachant que le contenu en calcium peut varier de un à dix selon le type et la méthode d'affinage) ; la vitamine D peut être prescrite à dose physiologique. Un traitement préventif hormonal n'est pas à négliger, comme l'administration d'œstrogènes associés à la progestérone, aux femmes durant les années qui suivent la ménopause. Cette thérapeutique est efficace, ses inconvénients limités, il est inutile de s'en priver. Un apport supplémentaire en fluor peut être associé.

Les anémies, également fréquentes chez les personnes âgées, sont souvent liées à des états inflammatoires ou bien à des hémorragies plus ou moins occultes (digestives, des gencives, hémorroïdes...). Le risque de carences augmente avec l'avance en âge en raison de la baisse simultanée de la ration alimentaire globale et de sa densité nutritionnelle en nutriments. Les sujets les plus exposés à un risque de malnutrition sont les femmes et les sujets vivant en zone rurale (en raison de leur niveau plus bas de revenus et d'éducation, ainsi que de leur mauvaise dentition éventuelle).

Quand l'anémie résulte d'une carence d'apport alimentaire, il s'agit de déficiences en fer, en acide folique et en vitamines B12, souvent associées à un déficit en certains acides aminés indispensables.

La plupart des carences vitaminiques sont bien la conséquence d'une baisse des apports alimentaires. Chez les personnes âgées en bonne santé, les besoins vitaminiques restent en général couverts par les apports alimentaires recommandés, notamment en ce qui concerne les vitamines C, E et la thiamine. Ce n'est pas le cas pour la vitamine B12 et la vitamine D. À l'inverse, il semblerait que les besoins en vitamine A soient plus bas que ceux des adultes.

Il est donc nécessaire de consommer davantage de lait, de produits laitiers (yaourts et autres) et de fromages, de manger davantage de fruits, surtout ceux qui sont riches en potassium.

Quantités d'aliments fournissant à un adulte la moitié de la ration journalière de potassium

Abricot sec	40 grammes
Haricot sec	60 grammes
Lentille, noix, châtaigne	150 grammes
Amande, avocat, champignon, persil	200 grammes
Ris (de veau, d'agneau), cassis, noisette	205 grammes
Cervelle, foie, rognon, chou, poireau, laitue	300 grammes
Viande, poisson	300 à 1 000 grammes
Tomate, endive, oignon, carotte, haricot vert	500 grammes
Œuf entier	700 grammes
Fromage	700 à 2 000 grammes
Fruits, légumes	800 grammes
Riz blanc	900 grammes
Riz complet	500 grammes

Il faut connaître les inconvénients et les dangers d'une alimentation monotone ou mal équilibrée. Il convient d'utiliser les préparations alimentaires prêtes à l'emploi, sans confondre le goût des aliments avec celui de leurs sauces.

Chapitre 8

Les aliments de la sexualité

La recherche d'aphrodisiaques capables de décupler les performances amoureuses a toujours été aussi acharnée que celle de l'élixir de jouvence ou de la pierre philosophale... Surtout pour les hommes. En revanche, les aliments, les onguents, les élixirs et les médicaments ont toujours, ou presque, négligé la sexualité féminine (si ce n'est que les remèdes étaient étudiés pour permettre à leur partenaire de les honorer convenablement !) Dans toutes les civilisations, l'homme s'est révolté contre la menace d'une défaillance pesant sur son sexe. Loin de la considérer comme une fatalité, il a inlassablement rêvé et œuvré dans le but de trouver un jour le remède miracle pour assurer sa performance.

Les recettes des sorcières du Moyen Âge, des guérisseurs traditionnels étaient-elles efficaces ? Parmi les ingrédients que mentionnent les documents, beaucoup sont fantaisistes, mais il fallait y croire ! Ces potions magiques réussissaient l'exploit de favoriser le rêve, malgré une composition rebutante quand elle n'est pas manifestement répugnante : viscères de crapauds, attrapés et tués dans des conditions aussi horribles que folkloriques, testicules de chats, cœurs d'agneaux, sang de pigeons, bien évidemment verges de verrats et de taureaux. Plus tard, les philtres les plus coûteux, et par conséquent les plus recherchés, étaient réputés comme des remèdes absolus parce qu'ils contenaient, entre autres ingrédients, des poudres de momies d'Égypte ! Si de la poudre de verge y était garantie, on peut deviner l'attrait irrésistible du produit.

La liste de ces substances mystérieuses devait fasciner l'imaginaire de nos ancêtres ; elle est incommensurable, à la mesure de la grande créativité et de l'inimaginable fantaisie humaine au service d'un organe précieux. Les pouvoirs euphorisants et virilisants plus ou moins réels des innombrables substances aphrodisiaques utilisées largement et longuement, si l'on peut dire, furent essentiellement fonction de ce que l'on attendait d'elles. L'objectif était-il simplement de donner une expression paroxysmique ou cataclysmique à un plaisir qui aurait néanmoins existé avec plus ou moins d'intensité sans cet adjuvant ? Ou bien le but était-il plus complexe, plus confus et plus téméraire ? Cherchait-il à susciter un plaisir inaccessible ou perdu ; s'agissait-il d'un véritable acharnement thérapeutique pour éveiller un désir introuvable ? Dans tous les cas, le meilleur des aphrodisiaques ne pouvait rien en l'absence d'imagination, de passion ou de fantasme.

Et pourtant, chaque nouvelle pilule suscitait l'enthousiasme dès sa mise au point ; puis, lorsque ses effets médicaux de suggestion commençaient à diminuer, on lui substituait une autre innovation... Florence et Venise furent des experts pour la quantité et la qualité. Ces deux illustres villes possédaient chacune, pour explorer et croquer la « tarte du tendre », un véritable quartier spécialisé dans la confection de poudres capables d'étayer le bonheur de leurs administrés. Certains de leurs composants connus étaient d'origine végétale, tels la rhubarbe et le cassis, d'autre d'origine animale, le musc, la graisse de baleine, de bison, de castor, de civette ou de bouquetin. Les champignons, en particulier ceux qui sont vénéneux, entraînent à doses homéopathiques l'hallucination d'un sexe vigoureux avant l'illusion de son efficacité future. Rome n'était pas moins ignare en la matière. Parmi les ingrédients qui composaient ses pilules, treize plantes avaient la réputation d'inciter au jeu de l'amour : l'aneth, l'aurone, l'estragon, le cresson, la fève, la noix, l'oignon, l'ortie, le panais, le persil, le pignon, le poireau et la rouquette. Il était du reste interdit aux soldats de manger de la salade de rouquette par crainte des désordres qu'elle risquait de provoquer ! Pour d'obscures raisons, les évêques, quant à eux, on ne savait pourquoi, pouvaient en consommer. Du vin de persil était offert aux jeunes mariés, et une branche d'aurone devait se trouver sous leur lit. Ces moyens devaient encourager à la copulation et rendre la femme féconde. Ils étaient censés agir sur la forme physique, et donner un psychisme de vainqueur. Madame de Montespan donnait de la limaille de fer à Louis XIV, vieille réminiscence des guerriers romains qui buvaient l'eau dans laquelle avait trempé leur cuirasse, traitement empirique de l'anémie. Mao Tsé-toung, plus délicat, se délectait de pattes de cigales passées à la vapeur de gingembre. Raspoutine, quant à lui, mettait des graines d'aneth (réputées aphrodisiaques) dans l'eau du bain de celles qu'il voulait séduire... en Amérique du Sud on l'utilise contre les hémorroïdes. L'imagination en matière d'aphrodisiaque est tout aussi riche qu'en amour !

Mais à côté de la trouvaille moderne que représentent les implants au silicone (trois cent mille personnes en sont équipées aux États-Unis), qu'en est-il aujourd'hui ? La science et la médecine ont-elles trouvé la panacée des désirs assoupis ou bien en est-on toujours réduit aux bonnes vieilles décoctions qui n'ont d'effet que si l'on y croit ?

L'érotisme par les aliments

Pommes d'amour et contrôle des naissances

En Amérique du Sud, paraît-il sous les menaces et les tortures des Espagnols, les grands prêtres durent révéler la nature de ce fruit mystérieux que les Aztèques nommaient *tomata*, fruit très juteux, d'un rouge éclatant et d'une saveur acidulée, doué de vertus salutaires puisqu'il rajeunissait le sexe et animait les ébats. Les vaisseaux furent chargés de ces fruits, qui connurent plus tard, en Europe, une carrière autre que celle qui leur était destinée au départ. En effet, les quelques tomates qui résistèrent au voyage furent plantées. En l'espace de quelques années, tous les jardins en furent pourvus ; mais l'amour ne fut pas au rendez-vous et les utilisateurs s'en lassèrent plus ou moins rapidement.

Fort heureusement, la tomate avait une cousine dans son pays d'origine, qui vola à son secours. Les Aztèques l'adoraient sous le nom de *patata* et ce tubercule était supposé agrémenter et jusqu'à ensorceler le sexe. Les petits végétaux vénéneux indigènes entraient dans la composition de potions de volupté, car, qui l'eût cru, la pomme de terre contient dans sa peau un toxique que les chimistes ont récemment identifié : on l'appelle solanine. Les sorciers incas les vendaient comme remèdes contre l'usure et la fatigue sexuelle, ce qui n'était nullement honteux, d'après leurs croyances religieuses.

La légende veut que la découverte de la pilule contraceptive ait été partiellement rendue possible dans les années cinquante, grâce aux patates des Indiens. En effet, certains ethnobotanistes furent fort intrigués de découvrir en Amazonie une variété de patates que consommaient les femmes de certaines tribus pour faire venir leurs règles. Ces tubercules présentaient la propriété de les rendre physiquement amoureuses, tout en les empêchant de se retrouver enceintes ! L'analyse chimique de ces patates révéla par la suite qu'elles renfermaient effectivement une concentration élevée de molécules à effet hormonal œstrogénique. Ces recherches inspirèrent, paraît-il, les travaux du célèbre docteur Pincus, qui tenta de freiner l'ovulation par action hormonale et devint le père de la pilule contraceptive.

Histoire d'aulx

L'ail recèle un paradoxe. Unanimement réprouvé pour l'haleine qu'il exhale, il est aussi réputé prolonger la vie, et l'une de ses joies, celle du sexe. Si l'on en croit les chroniqueurs, les centenaires des pays méditerranéens ont toujours prétendu en avoir régulièrement consommé. Les peuples de l'Orient européen exhibent de beaux vieillards encore verts qui affirment que seul l'ail leur a permis de vivre le siècle entier, et quelquefois entamé gaillardement le suivant. Tout en honorant les jeunes filles que la tradition les oblige à fréquenter pour s'assurer de vivre tous en bonne santé. On attribue ce pouvoir à la force qu'il donne, à la santé qu'il protège, car il serait encore réputé capable de chasser le mauvais œil et les miasmes intestins.

Puisque l'ail confère la force ainsi qu'une grande énergie, il passe tout naturellement pour un excitant génital. Si le Talmud lui-même reconnaissait déjà que l'ail rendait le sperme plus abondant, une des premières recettes connues de pommade d'ail nous est rapportée par les poètes latins. C'est le *moretum* des Romains. Ovide en parle comme d'un mets composé d'ail, d'herbes, de fromage et de vin. Virgile le retient comme un plat populaire à base d'ail saupoudré de sel, auquel on ajoute de la croûte de fromage, de la rue, de l'ache, du coriandre, de l'huile et du vinaigre. Plaute fait état d'un ragoût à l'ail qu'il nomme *alliatum*, terme qui se transformera en Gaule puis dans la France médiévale en « aillade » ou « aillée ». C'était le plat de résistance des moissonneurs allant aux champs, des soldats romains au combat... et des amoureux qui se préparaient aux belles joutes amoureuses.

L'ail entrait donc dans les anciens remèdes de bonne femme : la soupe de la mariée ou aillade en constitue un bon exemple, soupe noire de poivre et forcée d'ail que les convives amènent bruyamment aux tourtereaux fraîchement alités. Au Moyen-Orient, le jeune marié porte une gousse d'ail à sa boutonnière. Elle lui assure une vaillante nuit de noces.

Curieusement, la tradition veut que l'ail ait un pouvoir aphrodisiaque sur les hommes exclusivement. Sur la femme, il semble induire un effet contraire : il endort ses sens et conduit à une certaine somnolence. Par ailleurs, une éventuelle amoureuse goûte peu l'haleine ainsi parfumée de son partenaire, odeur qui ne compense pas une vigueur qui se voudrait exceptionnelle. La mésaventure qui arriva à Horace, amant de la belle

Lydie en est la célèbre illustration. Mécène, qui était jaloux, invita le poète à un repas fortement aillé. Ragaillardi, Horace se précipita chez sa maîtresse qui, horrifiée par la violence de l'odeur de son haleine, se refusa à lui. Ailleurs, l'illustre Jason, le conquérant de la Toison d'or, était aimé de Médée ; lassé, il lui préféra la jeune Créüse. Alors la magicienne frotta d'ail une robe qu'elle envoya à sa rivale...

Si l'odeur de l'ail répugnait aux femmes de l'Antiquité, elles considéraient cette plante comme propre à préserver leur chasteté. Cybèle, déesse de la terre, refusait l'entrée de son temple à celui qui puait l'ail. Lors des Thesmophories, fêtes d'initiation auxquelles se préparaient les femmes grecques par neuf jours de jeûne et d'abstinence, celles-ci mâchaient de cet ail qu'elles détestaient, mais qui les libérait de tout désir charnel ; la puissance du mental était entre leurs dents. Il est tout à fait probable que les hommes, immanquablement attirés par ces jeunes beautés, aient été eux-mêmes contrariés par une aussi désagréable odeur dans de si jolies bouches.

Haricots et orties

Un véritable délice aphrodisiaque serait constitué, paraît-il, par des flageolets, mis à bouillir avec du jambon à l'os, relevés de poivre et de safran, puis revenus dans de l'huile et assaisonnés d'un soupçon de vinaigre, de sel et additionnés d'amidon pour lier le tout. À l'époque du carnaval, ces haricots polissons servaient à confectionner une soupe relevée de romarin et d'ail, qui devait pousser les convives à lever plus que de raison d'abord le coude, puis la jambe. L'Église elle-même eut une influence certaine sur les recettes aphrodisiaques. En 328, déjà, saint Jérôme rapporte que les petits haricots d'Europe (à ne pas confondre avec les gros haricots blancs que les *conquistadores* ramenèrent plus tard d'Amérique du Sud) produisent des effets formidablement redoutables : outre les « vents » nauséabonds qu'ils occasionnent, ils exercent, pensaient-ils, une action excitante sur les organes génitaux : *In partibus genitalibus titillatio-*

nem producunt. Cette éminente constatation poussa le saint homme à interdire aux religieuses placées sous son autorité la consommation de ces légumineuses. Titiller ne veut-il pas dire chatouiller de manière agréable, pour provoquer une démangeaison légère et plaisante ?

Dans le domaine des irritations, les orties, redécouvertes ces dernières années grâce à la nouvelle cuisine, furent parfois appréciées comme aphrodisiaques ; peut-être que leur action piquante associée aux démangeaisons qu'elles provoquent étaient-elles appréciées... sur la verge ! La pommade d'ortie en application locale est réputée plus pratique que l'application besogneuse et acrobatique de feuilles fraîches ; le traitement, constitué de coups de fouet avec la plante, complété de poivre noir en massage lombaire, est de réputation très ancienne !

Les condiments ou le sel de l'amour

Les épices ont toujours aidé à consommer une viande et des aliments qui n'étaient pas toujours de la meilleure qualité ; ils ont donné au palais des sensations substitutives à des pauvres hères soumis à un régime de vie très dur, à une ascèse de pulsions sexuelles.

Les plantes aromatiques les plus précieuses provenaient souvent des régions éloignées, exotiques et tropicales ; de ce fait, leur possession représentait pour nos aïeux une entreprise difficile et coûteuse, voire tout à fait périlleuse. C'est pourquoi les épices, véritables joyaux du monde végétal, parfument les repas et, aphrodisiaques excellents, furent de tous temps l'objet d'un intense commerce ; ils furent partout à l'origine d'intrigues, de pillages, de meurtres plus ou moins vicieux et de guerres sanglantes. Les anciens appréciaient d'ailleurs énormément les aromates, en particulier le safran, qui était leur aphrodisiaque préféré. Ils en mettaient dans tous les plats et même sur le membre prétenduement viril pour le colorer, le parfumer et éventuellement, le rendre plus efficace et plus prospère.

Le *poivre* possède la flatteuse réputation de pousser aux plaisirs de Vénus. Il fut donc introduit dans de multiples élixirs, philtres, il agrémentait tout particulièrement les vins herbés. La légende veut que Tristan et Iseut aient été envoûtés par un tel vin. Plus tard, une foule de formules ésotériques seront mises en application, associant poivre, safran, gingembre. Toutes prétendaient stimuler les vertus érotiques. Mais qui a péché par le fer doit mourir par le fer. Ainsi, un gentilhomme qui avait la malheureuse idée de tomber amoureux d'une roturière, ne pouvait, pensait-on alors, qu'avoir été sous l'influence de quelque philtre maléfique. En Saxe, conséquence logique, on les punissait en les gavant de poivre jusqu'à la mort : ils étaient les fameux « sacs à poivre ». Pour guérir ou oublier les effets de l'âge, de la lassitude, et soutenir un érotisme défaillant, il fallait pour le commun des mortels de plus en plus de poivre, et par conséquent de plus en plus de vin. Réminiscence du temps où le vin était généreusement additionné de poivre...

La *moutarde* sauvage est probablement l'un des premiers végétaux que l'homme ait domestiqué, à l'époque où il commençait à exploiter les céréales ; sans doute avant la vigne et les tubercules. Nos lointains ancêtres se comportaient déjà comme de fins gourmets. Dans la Grèce antique, à Rome, aux Indes, la moutarde blanche était prescrite aux couples qui n'avaient pas encore d'enfant. Car on imaginait qu'ils manquaient d'ardeur au travail amoureux. Cet aromate était réputé pour exalter le dynamisme des personnes à tempérament froid. Il entrait également dans le traitement du rhumatisme ; bien avant qu'elle ne soit découverte par les chimistes, la vertu du soufre organique était déjà mise à contribution.

La célébrité de la moutarde blanche atteignit son apogée au Moyen Âge. Elle figurait sur toutes les tables, et souvent sous la forme d'une pâte confectionnée avec des graines broyées, souvent mélangées au moût de raisin. Elle prit donc le nom universel de « moût ardent » qui donna ensuite le mot moutarde au XIIe siècle. La promotion de cette « moutarde violette » encore fabriquée à Brive, fut curieusement assurée par un pape corrézien, Clément VI, surnommé le Magnifique ! La mode de ce brûlant aphrodisiaque présumé gagna bientôt l'Europe du Nord comme du Sud. Mais l'aliment n'était pas suffisamment rapide. Ceux qui souhaitaient une action encore plus prompte se frictionnaient plus ou moins délicatement le pénis à l'aide d'un mélange composé d'huile de moutarde, de romarin et de miel. Cette application qui enflammait (au sens propre et au sens figuré) la verge devait avoir lieu juste avant l'acte.

Par sa causticité (provoquée par des molécules appelées la sinapine et l'acide sinapique, qui sont riches en soufre), la moutarde agit comme un irritant qui devient mécaniquement aphrodisiaque. Elle pique la peau, dilate les vaisseaux et intensifie la circulation locale.

Le *romarin* est une charmante plante réputée pour être un excellent aphrodisiaque. D'expérience, nos ancêtres le savaient. Conséquences curieuses, les anciens interdisaient aux femmes enceintes d'absorber cet aromate, par crainte de provoquer une fausse couche. Dans le même esprit, les sorcières ont toujours réservé une place de choix au romarin dans la préparation de leurs mixtures abortives. Toutefois son utilisation abusive, pendant plusieurs semaines, peut réellement entraîner une hypertension par un mécanisme encore inconnu. Quelques morts par cirrhose ont même été enregistrées chez des consommateurs forcenés et obstinés. Il ne faut donc en user qu'avec modération pour ses vertus médicamenteuses. En revanche, sa présence, pour accommoder les viandes grillées d'une indispensable saveur, n'a encore jamais causé d'incidents.

La *sarriette* est moins innocente qu'il n'y paraît. Dans le bois sacré du mont Olympe, le satyre Anos pleurait amèrement, car sa nymphe bien-aimée, la belle Laura, déplorait sans cesse sa force virile déclinante. Un sexe de centaure, satyre aux abois, était un drame tout à fait exceptionnel ! Dionysos, dieu du vin, mais aussi joyeux luron, lui montra alors l'« herbe du bonheur », une petite plante aromatique de la famille des labiées, à laquelle appartiennent également le thym, la sauge et la lavande.

Après avoir brouté cette plante, le satyre, mi-homme mi-bouc retrouva toute sa puissance. En souvenir de ce pouvoir revigorant, les botanistes nommèrent cette plante *Satureia*, laquelle devint ensuite notre sarriette, symbole de virilité pour les divinités comme pour les humains. D'ailleurs, selon la mythologie grecque, Dionysos était présenté le front orné de sarriette pour offrir sa coupe vineuse envoûtante aux nymphes et aux naïades.

Les traités de phytothérapie affirment que la sarriette attise violemment les feux de l'amour ; en infusion après chaque repas (deux cuillerées par tasse d'eau bouillante), l'efficacité serait garantie. La grossesse et l'érotisme étant toujours supposés ne pas faire bon ménage, la sarriette, herbe aphrodisiaque, porterait cependant malheur à la femme enceinte qui la touche.

Dans l'Antiquité, la *noix de muscade* était honorée comme la reine des épices. C'est du mot perse *moushk* signifiant « parfum » que dérivent les mots musc et muscade. Les Égyptiens la payaient à prix d'or, non pas pour sublimer les plaisirs de leur repas ou ceux de leur sexe, mais pour enchanter leurs morts. Pourtant il était déjà reconnu que la consommation excessive de ce végétal pouvait se révéler redoutable. Les signes d'intoxication ressemblent à ceux de l'ivresse, la victime délire dans l'euphorie puis vomit avant de sombrer dans la torpeur, sans avoir pu mener à bien le moindre exploit amoureux. Malgré cela, la réputation de la muscade fut solidement maintenue.

La recherche de ce trésor fut fatale à une multitude de navigateurs. Ainsi, après de difficiles pérégrinations, une escadre toucha enfin un jour les Philippines, pour s'apercevoir qu'elles n'abritaient pas d'épices – pas plus d'ailleurs que de métal précieux tel que l'or. Au cours de l'un des combats qui suivirent l'arrivée des navigateurs, une flèche blessa Magellan ; elle était empoisonnée, et des convulsions l'emportèrent quelques heures après. L'expédition tourna au désastre le plus complet. Seul son second, le capitaine El Cano, réussit à s'échapper sur un navire avec seulement une vingtaine de survivants sur les deux cent soixante-cinq membres de l'équipage. Il fit voile vers l'ouest pour finalement toucher les îles Moluques, terre promise tant attendue où fleurissaient les muscadiers et les girofliers. À son retour, par reconnaissance pour son exploit, El Cano fut anobli par Charles Quint. Il avait réussi simultanément deux missions : découvrir le berceau des muscadiers, et prouver que la terre était bien ronde. Son voyage avait duré mille jours.

L'huile de cette noix, le « beurre de muscade », est plus intéressante encore puisqu'elle renferme aussi de la myristine, capable de faire gonfler la verge après friction. Les anciens ont découvert que le blanc de cachalot présentait la même vertu. Par ailleurs, le blanc rappelle étrangement la couleur du sperme. La graisse de cet animal est encore plus recherchée lorsqu'elle provient d'un cachalot blanc. Tout cela explique la vogue incroyable de baumes qui sont encore aujourd'hui confectionnés à partir de ce mammifère marin sacrifié sur l'autel du plaisir... et des érections difficiles.

Le *girofle* est connu aux Indes pour ses multiples propriétés. C'est un aphrodisiaque aussi bien qu'un remède contre la toux et les rages de dents, quelle polyvalence ! Son arôme est censé éclaircir l'esprit en neutralisant la fatigue ; le condiment rafraîchit l'haleine. Dans l'Antiquité, les Phéniciens détenaient le monopole de ce commerce dans les ports de la Méditerranée. Pour les Grecs et les Romains, le girofle constituait l'un des composants rituels traditionnels du produit purificateur du corps et de l'autel. À Rome, cette épice parfumait les vins de fêtes, et surtout ceux qui étaient abondamment déversés lors des orgies. Les amoureux motivés, embarrassés par une puissance douteuse, se jetaient sur le fameux vin chaud de girofle. Ce breuvage s'obtenait en faisant tremper vingt clous de girofle et une noix de muscade dans un litre de vin blanc. L'élixir étant chauffé à feu doux, juste avant l'utilisation. Quand les performances laissaient à désirer, des concentrés étaient appelés au secours sous forme de liqueurs de girofle.

Selon la légende, la superbe Sémiramis, reine des jardins suspendus de Babylone, aurait régénéré ses amants surmenés avec du vin de *cardamone*. Cette épice, importée des contrées reculées de l'Orient, bénéficie toujours d'une popularité bien établie en Assyrie, en Chaldée et en Égypte... Cette plante était un cadeau traditionnel et raffiné offert aux dieux et aux hommes, en particulier quand ils étaient quelque peu en panne.

Quant au *safran*, c'est une fleur de crocus, d'où son appellation botanique de *crocus sativus*. Dans l'Antiquité, les Grecs et les Romains l'exploitaient déjà sous le nom de *krokos*. Ils s'en servaient tantôt comme d'un aromate, tantôt comme d'un remède, d'un parfum, d'un colorant et bien évidemment d'un aphrodisiaque. Dans les thermes, des bains safranés destinés à remettre en forme étaient proposés aux noceurs devenus asthéniques. Avant leur combat, athlètes et gladiateurs enduisaient leur corps d'huile de safran, car on lui attribuait des pouvoirs tonifiants pour les muscles.

La *truffe*, elle aussi, est depuis toujours réputée pour ses propriétés aphrodisiaques. Pourquoi le fanatisme de l'animal, du cochon en particulier, est-il mis entièrement à contribution dans la chasse aux truffes ! Car, parmi les constituants odorants de la truffe, figurent à des concentrations extrêmement faibles des substances proches de la testostérone à odeur d'urine, plus ou moins associées à un autre composé de cette série à odeur musquée. Or, au moment où le verrat entreprend de conquérir une truie, ses testicules se mettent à biosynthétiser ces substances et quelques autres qui, par voie sanguine, parviennent jusqu'aux glandes salivaires. Elles sont alors excrétées et passent dans la salive écumeuse de l'animal en chaleur. La truie enregistre aussitôt le signal et se prépare chaleureusement à l'accouplement. Rien d'étonnant donc à ce que la truffe, dont l'odeur émet ce message sexuel, attire pareillement la truie. Elle croit reconnaître l'odeur exhalée par son cher verrat.

Qu'en est-il pour les chiens truffiers ? Car les autres arômes, constitués à base d'aldéhydes, d'alcools, d'éthers et de composés de soufre, font aussi remuer la queue du chien et attirent les mouches. Ces animaux sont les chasseurs les plus efficaces, ils détectent 95 % des truffes enfouies, alors que les appareils les plus sophistiqués, issus des technologies les plus modernes, ne réussisent que dans moins de la moitié des cas. Mais l'homme ne pourra jamais doter ces engins d'un quelconque instinct sexuel. Ces hormones sexuelles sont par une pure coïncidence les mêmes que celles que l'on retrouve dans les sécrétions axillaires (les dessous de bras), la salive, la sueur et l'urine de l'homme. De là à affirmer qu'elles soulagent une physiologie défaillante, il n'y a qu'un pas.

Brillat-Savarin, qui savait assurément de quoi il parlait, publia en 1825, un an avant sa mort, son immortelle *Physiologie du goût*. Il écrivit : « Qui dit truffe prononce un grand mot qui réveille des souvenirs érotiques gourmands chez le sexe portant jupes et des souvenirs gourmands érotiques chez le sexe portant barbe. » Aujourd'hui encore, l'assertion reste on ne peut plus exacte. Il déclara aussi : « Les truffes rendent les femmes plus tendres et les hommes plus entreprenants. » La chanson de corps de garde dit bien que les hommes sont des cochons, mais le dernier couplet clame que les femmes aiment les cochons. Par conséquent, l'inquiétude vétérinaire est inopportune.

Des mouches et des grenouilles

Les hommes n'ont parfois pas hésité à flirter avec le danger pour rehausser le désir et surtout connaître des érections aussi éblouissantes que prolongées.

Un succès justement mérité accompagne la fameuse cantharidine, substance préparée à partir d'un insecte méditerranéen, connue depuis la nuit des temps pour ses vertus aphrodisiaques et sexuellement stimulantes, la cantharide ou « mouche espagnole ». Le marquis de Sade faisait usage de la fatale cantharide qui planait sur ses funestes banquets. Il s'est ainsi retrouvé emprisonné à Vincennes pour avoir empoisonné, involontairement, deux filles de joie avec des confiseries bourrées de cantharide.

Le cardinal de Richelieu lui-même raffolait d'élixirs et

d'onguents. Il possédait, paraît-il, un énorme stock de variétés de pastilles galantes, qui, dit-on, lui avaient été offertes par ses innombrables admiratrices et courtisans – ou courtisanes – qui voulaient le flatter en encourageant son vice. Soucieux des deniers de l'État, pour éviter le monopole des Italiens, il aurait même ordonné la production de pastilles françaises, encore plus efficaces, lesquelles eurent l'honneur de porter son nom. Les fameux « bonbons à la cantharide de Richelieu » étaient réputés être infaillibles parce qu'ils renfermaient des mouches mystérieuses, capables de muscler la verge ! Jusqu'à la veille du XXe siècle, la pilule du Cardinal fut particulièrement recherchée, sa rareté et son prix étaient en quelque sorte la garantie de son efficacité. La comtesse du Barry gavait Louis XV de « mouches espagnoles » afin de réveiller respectueusement sa royale ardeur.

En fait, la cantharidine est réellement efficace et se retrouve aussi... dans les cuisses de grenouille.

Comme le rappellent opportunément flatteurs et détracteurs, les Français sont des mangeurs invétérés de cuisses de grenouille. Par ailleurs, la fierté nationale et la reconnaissance des visiteuses accordent aussi (parfois) aux descendants des Gaulois un certain goût pour les conquêtes amoureuses. Y aurait-il par hasard une relation causale entre ces deux constatations ? Des chercheurs américains ont peut-être trouvé une explication scientifique. En effet, les grenouilles se nourrissent essentiellement d'insectes, particulièrement de cantharides. Elles ingurgitent par conséquent une grande quantité de cantharidine, substance produite par le métabolisme de ces mouches. Son pouvoir vésicant (qui fait gonfler) était connu des apothicaires, les illustres ancêtres des pharmaciens. Elle congestionne les parties génitales, provoquant ainsi une érection prolongée, qui, à la longue, peut d'ailleurs devenir encombrante puis douloureuse. On en trouve sur les marchés de nombreux pays sous le nom de « poudre de cantharide », qui n'est autre qu'un broyat de moucherons séchés... En fait, cette cantharidine est un toxique puissant : de dix à cent milligrammes peuvent être mortels ; à forte dose, elle peut conduire à une hémorragie rénale et entraîner la mort ; des quantités moins fortes peuvent provoquer une érection permanente (que les spécialistes appellent priapisme) aussi embarrassante que douloureuse ; à faible dose, une congestion de l'appareil génital est fréquente...

Selon les chercheurs américains, une grenouille bien nourrie pourrait détenir dans ses cuisses des doses de cantharidine suffisantes pour être tout à fait efficaces (cinq milligrammes dans cent grammes de muscle), ce qui, pour un grand mangeur de cuisses de grenouille, pourrait ne pas être négligeable. À la condition absolue, bien entendu, que ces animaux soient nourris avec leur alimentation naturelle.

Aphrodisiaques ou médicaments ?

Le yohimbe

Le nom « yohimbe » provient des petites fleurs en forme de massue, disposées en grappes qui couvrent un arbre de la famille des rubiacées. Au bord des routes de la forêt gabonaise, les troncs sont partiellement dénudés : les citadins viennent en effet prélever la précieuse écorce. Celle-ci, de même que les fruits, ont été récoltés par les sorciers africains, depuis les temps immémoriaux. Ils les utilisaient pour provoquer une érection prolongée, des transes ; les amulettes et les talismans aidant. Elle contient un puissant alcaloïde, la yohimbine. D'ailleurs, ce principe actif existe toujours dans notre pharmacopée moderne. La dose prescrite va de deux à trois comprimés (soit une dose de deux milligrammes) trois fois par jour. Le succès de cette substance s'explique par ses effets immédiats. Elle est un très puissant vaso-dilatateur, provoquant un afflux massif du sang au niveau de la verge, en agissant sur les artères, tout en ralentissant son évacuation au niveau des veines. Mais cette érection dure peu. Les insatisfaits ont donc souvent tendance à augmenter la dose, ce qui provoque des effets indésirables, comme des tremblements, nausées, palpitations, vertiges, crises d'angoisse, blocages urinaires, car l'érection devient alors permanente, douloureuse, inefficace. Les pharmacologues et les chimistes recherchent laborieusement des molécules qui ressemblent à la yohimbine, mais qui ne posséderaient que ses effets favorables.

Une herbe sacrée nommée verveine

La plante fut d'abord dénommée *veneris Vena* (veine de Vénus), ce qui donna ensuite « verveine ». En effet, les thuriféraires de Vénus, connaissant son point faible, ornaient son temple de feuilles de verveine. Avec ses fleurs, ils confectionnaient aussi des couronnes servant à embellir la chevelure de la divinité, dont les oracles ne s'accomplissaient, paraît-il, que sous leur senteur. La verveine symbolisait à la fois la passion, la fidélité et la paix. Ainsi, l'arrêt momentané ou définitif des combats était annoncé par l'envoi d'un messager portant un bouquet de verveine. Partager une tisane ou un vin de verveine signifiait la réconciliation. Les Romains en consommaient de grandes quantités pendant leurs libations. Ils les faisaient surtout macérer dans du vin ; ce mélange était censé induire une bonne convivialité érotique, et, de débats en ébats enflammés, prolonger la jouissance. Plus au nord, en Gaule, les druides vénéraient la verveine. Elle ornait leur robe de cérémonie, ses pétales parfumaient l'eau, les pierres de l'autel et celles du sanctuaire, avant chaque sacrifice. Pratiquement aucun philtre d'amour ne se concoctait sans le concours précieux de cette plante.

Le premier alcaloïde connu, la verbénaline, fut isolé de la verveine au début du XXe siècle par un pharmacien français. Elle dilate en effet le calibre des artères et fait gonfler l'organe. Le principe actif est donc bien présent.

Le yaourt à l'assaut des candidoses vaginales

L'observation attentive a permis de constater que la consommation de yaourts contenant du *Lactobacillus acidophilus* diminue la fréquence de la candidose vaginale, affection déterminée par un champignon microscopique du groupe *Candida* ; comme son nom l'indique, il entraîne des pertes blanches (des écoulements d'odeur nauséabonde), des démangeaisons désagréables et bien évidemment une invalidité sexuelle. Ces résultats ont été très sérieusement confirmés récemment par une étude faite sur une trentaine de femmes atteintes de candidose vaginale à répétition, alors qu'elles ne prenaient évidemment pas de traitement immunosuppresseur ni d'antibiotique de longue durée, médicaments qui ont pour effet adverse de détruire la flore naturelle et de générer par contrecoup des candidoses, entre autres. Pendant six mois, les patientes ne mangeaient pas de yaourts et durant les six mois suivants elles en mangeaient deux cent quarante grammes par jour. On constata moins d'épisodes de candidose vaginale pendant les six mois de consommation des yaourts que pendant la période de non-utilisation. Parallèlement, la colonisation par le *Candida*, systématiquement recherchée, était moins fréquente : le nombre moyen de colonisations positives devenait quatre fois plus faible. Il fut évidemment vérifié que cette diminution n'était liée à aucun changement de partenaires ou d'habitudes alimentaires ou sexuelles.

Évidemment le yaourt n'est pas à prescrire en application locale, tout du moins pas encore (ce qui a cependant été fait par de nombreuses personnes qui avaient mal interprété ces résultats !). Qui eût cru que le yaourt pouvait garantir la performance d'éviter la douleur pour permettre le plaisir !

Dans le même esprit il est inutile de boire goulûment du lait de coco, bien que des chercheurs français aient récemment trouvé qu'il contient une substance qui maintient vivace le spermatozoïde, car ce résultat a été obtenu seulement dans le tube à essai du laboratoire.

Les aliments érotiques ou les méfaits du principe de similitude

Un aliment de forme suggestive peut donner des idées : une belle pomme croquée à belles dents avec un regard coquin enflamme l'homme le plus indifférent, car ce fruit superbe est chargé de sens dans la mémoire collective. Mais si l'imagination peut trouver son compte dans ce genre de jeux, attention à ne pas tomber dans les pièges du principe de similitude !

Toute plante, toute nourriture, toute partie d'un être vivant qui ressemble morphologiquement au sexe ne peut être que bon pour lui : tel pourrait être l'énoncé du principe de similitude appliqué à notre sujet.

Du spasme du pendu...

La légende veut que le sperme d'un pendu ait fécondé la terre, et que celle-ci ait enfanté ce petit homme végétal qu'est la mandragore. La constatation médicale veut que le supplice du gibet engendre une érection. La superstition prétend que la pendaison engendre une sorte d'orgasme, plaisir que d'aucuns appellent d'ailleurs la petite mort. La semence d'un malheureux, dont l'histoire ignore le nom et le crime, aurait ainsi fécondé la matrice de la terre. De là proviendrait peut-être aussi cette croyance selon laquelle l'homme n'était au début qu'une mandragore monstrueuse, qui fut ensuite animée par le souffle puissant et bienfaisant du Très Haut.

La silhouette d'aspect humain de la racine de la mandragore inspira les interprétations les plus délirantes. Ce tubercule rugueux et velu présente quatre prolongements qui ressemblent vaguement aux quatre membres d'un être humain. Pour les Germains, c'est l'*Erdmännchen*, le « petit bonhomme de la terre ». Parfois, une excroissance très judicieusement localisée sur cette racine évoque étrangement un pénis plus ou moins prétentieux. Le mythe de la consubstantialité aidant, il n'y eut qu'un pas à faire pour considérer ce végétal comme un bon aphrodisiaque.

Pendant des millénaires, sorcières et magiciennes firent payer à prix d'or cette racine magique. Mais paradoxalement, ce n'était pas son efficacité qui comptait, mais sa forme humaine. Plus ce tubercule ressemblait à un homme, plus il valait cher, et ce, indépendamment de ses vertus aphrodisiaques intrinsèques, pourrait-on dire ! Sa seule apparence déterminait sa valeur. L'aspect était le garant de l'efficacité.

De fait, les vertus de la mandragore sont sublimées depuis longtemps ; elle est déjà mentionnée dans la Bible. Rachel, inquiète de ne pas pouvoir rapidement donner un descendant à son époux Jacob, consomma cette racine providentielle. Peu de temps après naquit Joseph, par la grâce de ce traitement miracle. Cet événement conféra à cette racine une aura immortelle. Pour ne pas être de reste, le Cantique des cantiques vante les merveilles que procure ce tubercule, dont la senteur suffit, à elle seule, à réveiller le désir le plus assoupi. L'ambiance ésotérique créée par cette plante impliquait des précautions gigantesques au moment de sa cueillette. Une fois la racine mise à nu, il était absolument interdit de la toucher directement. Elle était enveloppée dans un drap mortuaire, puis attachée à un chien noir. L'animal se devait de mourir empoisonné, à la place du cueilleur-chasseur. Rien de moins ! Ces conseils de sécurité avaient déjà été strictement codifiés par le célèbre philosophe Théophraste, élève d'Aristote. Pour combattre l'asthénie sexuelle, les Italiens avaient jadis le choix cornélien entre deux solutions : aller présenter leur sexe affaibli à la statue de saint Côme ou de saint Damien, ou manger de la mandragore.

Il est vrai que ce rhizome de forme phallique contient un puissant excitant mental, la scopolamine, qui rentre aujourd'hui dans la composition de certains remèdes contre... le mal de mer.

Même Jean de la Fontaine (voir conte III) succomba à son

charme, le remède combla ses espérances, il conta cette cure enchanteresse dans un petit poème :

> *« Je l'allai voir : il m'apprit cent secrets,*
> *Entre autres un pour avoir géniture...*
> *Cette recette est une médecine*
> *Faite du jus de certaine racine*
> *Ayant pour nom mandragore. »*

...au ginseng en passant par l'orchidée et la corne de cerf

Une spécialité de Macédoine, la soupe dite « à l'Olympias » ou « des adultères », se prépare avec des anguilles (les longs serpents sont tellement suggestifs !) cuites dans du résiné, aromatisé de safran, d'oignons blondis, d'origan, d'une pincée de noix muscade et de quelques piments. La mythologie constitue le justificatif de sa qualité d'aphrodisiaque. En effet, Alexandre le Grand serait né des œuvres de Zeus. Effectivement, Philippe de Macédoine, le mari de sa mère, épiait son épouse par le trou de la serrure. Il la vit se livrer nue à l'étreinte d'un gros serpent, le maître de l'Olympe lui-même. Il devint d'ailleurs borgne, juste châtiment des dieux pour punir son voyeurisme, et répudia Olympias après la naissance d'Alexandre.

De même, la cervelle de gibier et le cuissot de sanglier sont depuis toujours considérés comme de puissants adjuvants de l'amour. La cervelle de grue dans un mélange de graisse d'oie et de lion, ointe sur le membre viril, permettait d'habiter hardiment la femme et de la féconder ! Quant aux graines de pavot, Homère devait beaucoup plus tard conter que Hélène avait coutume de s'en servir pour préparer, à l'intention de Ménélas, d'excitants breuvages.

Quelles arrière-pensées agitaient les cerveaux tourmentés des Romains, qui étaient particulièrement friands de vulve de truie (vierge ou non, le débat culinaire était sans fin) et de tétines (allaitantes ou pas) qui ne procuraient pas le même plaisir ! Les mots eux-mêmes ne sont-ils pas pervers ? Les bons vins ont de la cuisse, sans pour autant impliquer des porte-jarretelles pour émoustiller les papilles ! D'ailleurs manger dans une belle vaisselle de porcelaine est quelque peu coquin : le mot vient de l'italien *porcellana*, le nom d'un coquillage muni d'une fente étroite et crénelée qui évoque la vulve d'une truie (*porcella* en latin signifie jeune truie)... Comment ne pas avoir de... mâle à connaître la femme !

Sainte Hildegarde elle-même ne prescrivait-elle pas les noisettes comme remède contre l'impuissance ? Les petits fruits étaient-ils pour elle une modeste vision des attributs masculins ?

L'orchidée et la vanille doivent leurs succès au fait que les anciens étaient persuadés qu'il existait une herbe médicinale correspondant à chaque partie du corps. La spathe et le spadice qui constituent l'enveloppe épaisse protégeant le bourgeon floral, se dressent fièrement dans l'air. La plante exhibe ainsi son bout protubérant, étrange image du gland d'un pénis quelque peu en action amoureuse. De ce fait la plante ne pouvait être que le remède idéal pour une verge en panne. Ce caractère suggestif est forcé par la particularité que ce végétal possède la faculté de s'allonger rapidement, pour atteindre sa taille maximale.

Afin de compléter la panoplie, les racines de cette plante sont munies de deux boules dont la forme et les dimensions évoquent, sans ambiguïté celles des testicules ! D'ailleurs, le nom orchidée dérive du grec *orkhidion*, qui signifie « petit testicule ». En prenant soin de doter cette plante de ces organes, le ciel ne pouvait que fournir aux humains le remède idéal contre leurs difficultés sexuelles. Le message divin était formidablement limpide. C'est ainsi que l'orchidée, en dépit de sa toxicité, entra dès l'Antiquité dans la composition des philtres.

Mais un jour une orchidée nommée « vanille » fut offerte par le grand serpent à plumes des Aztèques. Avantage unique, elle ne contient pas d'alcaloïdes toxiques, mais possède des parfums subtils, des cristaux de vanilline et d'héliotropine pour enchanter paraît-il le sexe, et sûrement le goût...

Le ginseng est probablement l'aphrodisiaque le plus demandé

dans le monde. Des cultivateurs de l'Ouest américain se sont reconvertis dans sa culture, activité éminemment rentable. Il en existe trente variétés, mais toutes n'ont pas les mêmes vertus. D'après les connaisseurs, seules quelques-unes auraient un effet réellement dynamisant sur la sphère sexuelle. Au pays du Matin calme, la Corée, qui est au couchant de l'Empire du soleil levant, son ennemi héréditaire, pousse une plante dont la racine ressemble quelque peu à celle de la mandragore. C'est le ginseng. Mais la mandragore est classée parmi les solanacées, alors que le ginseng appartient à la famille des araliacées. Cependant, cette distinction botanique – *ginseng* est un mot qui signifie « plante homme » ou mieux « tubercule anthropomorphe » en chinois –, n'évite pas que le ginseng contienne lui aussi des alcaloïdes doués de vertus aphrodisiaques. Tout comme la mandragore, ce tubercule possède en effet des prolongements rappelant les quatre membres du corps humain plus un cinquième, souvent filiforme. Pendant des siècles, les racines de ginseng furent ainsi recherchées pour leurs vertus tonifiantes. Afin de se les procurer, la Chine tenta à maintes reprises d'envahir la Corée, pour s'assurer l'approvisionnement de ces racines de longue vie. Tout au long de l'immémoriale histoire de la Chine, bon nombre d'empereurs prirent du ginseng dans l'espoir d'assouvir tant bien que mal les mille concubines de la Cité interdite. Obligation rituelle et quasi protocolaire, le travail était en réalité plutôt épuisant qu'agréable ; ce végétal était censé les aider à l'accomplir dans les règles du protocole. Les historiens et médecins se sont longtemps interrogés sur la toxicité de cette plante qui aurait modifié le cours de l'histoire asiatique, car la plupart des Fils du Ciel mouraient jeunes. Le ginseng n'aurait-il pu provoquer des effets indésirables, à moins qu'il ne s'agisse d'*overdoses* provoquées par les eunuques, rancuniers ou cupides, qui trafiquaient gaillardement les infusions de ginseng en y ajoutant de la noix vomique. Car la noix vomique est une plante qui produit la strychnine, un excitant très puissant, mais particulièrement dangereux pour le système nerveux. Ce toxique a défrayé la chronique, de multiples animaux domestiques ayant eu leur bruyante vie abrégée par des voisins aux oreilles sensibles. En préparation pharmaceutique, elle est bien sûr très faiblement dosée, en général associée au zinc et à la noix de kola.

La noix de kola quant à elle est une graine qui est au continent africain ce que le ginseng est à l'Asie. Dans les pays islamiques, on dit d'ailleurs qu'elle aide à la réconciliation des ménages, le soir, au fond des cases.

Les officines asiatiques et africaines ont toujours délivré de la poudre de corne de rhinocéros. La pharmacopée française, quant à elle, a reconnu un temps l'efficacité de la poudre de corne de cerf calcinée. Dans *L'Officine* de Dorvault, la corne de cerf, encore appelée « bois de cerf » ou « cornichons de cerf », est décrite chimiquement, ainsi que ses produits de distillation : l'esprit volatil de corne de cerf et l'huile volatile de corne de cerf. Le Codex de 1866 fait mention de la poudre de corne de cerf calcinée : celle-ci se prépare par pulvérisation dans un mortier de fer et broyage. La préparation de la gelée de corne de cerf est aussi détaillée. Seule cette dernière préparation est maintenue dans l'édition de 1884. Dans les Codex suivants plus aucune mention n'est faite sur la substance. Sans doute l'apothicaire, en devenant pharmacien, a-t-il eu des doutes sérieux. Ce sont les pharmacopées russe et chinoise qui font le plus grand cas d'une « pantocrine », préparation liquide à base de cornes de jeunes cerfs prélevées avant qu'elles ne prennent la consistance osseuse. Ce principe actif veut être reconnu comme l'un des plus puissants toniques naturels. Des études soviétiques et japonaises, indexées dans les banques de données scientifiques, existent même sur ce sujet... On attend sans doute les premières publications dans la célèbre revue anglo-saxone *Nature*...

Ce mammifère dont les cornes, le sperme, les organes génitaux sont considérés comme aphrodisiaques depuis l'Antiquité, pourrait d'ailleurs réserver dans ce domaine encore quelques surprises. En effet, il semble que le brame des cerfs déclenche l'ovulation des biches, première démonstration de l'effet d'un appel sonore sur la physiologie sexuelle d'un mammifère.

Les antiaphrodisiaques

Les plus connus sont la laitue et les nénuphars braisés. On les servait jadis au menu des couvents. Plus efficace encore : le sirop de nénuphar officinal. En effet, si certaines plantes ou produits animaux étaient favorables aux ébats amoureux, en revanche, d'autres, par symétrie, ne l'étaient absolument pas. Il existait de ce fait des listes noires. Bergamote, cornichon, glaïeul, houblon, nénuphar, pourpier, tilleul et pissenlit ; ces végétaux étaient réputés dessécher la semence, comme le vinaigre pour aigrir, sinon confire, les testicules. La seule façon de les contrer était de manger de la figue.

Les vertus médicinales de la laitue avaient déjà été notées en leur temps par les pythagoriciens ; ils l'appelaient la « plante des eunuques ». Le poète Callimaque représenta Adonis enseveli par Vénus sous un lit de laitues pour le maintenir dans une ambiance anti-aphrodisiaque. La laitue est très présente dans la mythologie : Faon, un batelier, transporta Vénus entre l'île de Lesbos et la côte, mais refusa tout paiement. En signe de reconnaissance, la déesse le transmuta alors en un superbe jeune homme. La poétesse Sapho en tomba éperdument amoureuse, mais Faon la dédaigna. Pour se venger, Sapho le précipita dans la mer du haut du rocher de Leucade, puis Vénus le transforma en laitue. Au Moyen Âge, les graines de laitue vireuse étaient reconnues comme une drogue très sûre destinée à éviter au corps de « choir en pollution ».

Les médecins grecs attribuaient au concombre, entre autres vertus, celle de calmer les ardeurs de la chair. À l'époque, ils l'avaient considéré comme un aliment indispensable aux tisseuses de toile, femmes dont le tempérament était estimé volontaire et excessif selon Aristote, des traits de caractère peu compatibles avec la méticulosité de leur noble tâche. Plus tard, au Moyen Âge, les médecins et apothicaires rendirent également hommage à ses effets calmants, puis en firent une médecine contre la fièvre. Malgré ce handicap, les Grecs et Latins raffolèrent cependant du concombre.

Aujourd'hui, bien des troubles de la libido trouvent leur origine dans la consommation de certains médicaments. Il semblerait que ce soient les antihypertenseurs qui perturbent le plus souvent la fonction sexuelle. Une récente étude dénombrait ainsi pas moins de quatre cents cas de perte du désir ou de troubles érectiles sur un peu plus de mille hypertendus étudiés. Autres responsables : certains diurétiques, hypocholestérolémiants, anti-ulcéreux, neuroleptiques, antidépresseurs. Plus la prise du médicament est courte, plus les chances de retour à la normale sont grandes, même si la récupération demande parfois plusieurs semaines ou plusieurs mois, et de l'obstination. Les somnifères, les tranquillisants ou autres, sont également susceptibles d'altérer l'activité sexuelle. Bon nombre d'entre eux abaissent l'éveil, l'attention, donc la tension du désir au niveau du cerveau ; d'autres perturbent certaines activités physiologiques et métaboliques de certains organes (rein, glandes endocrines, vaisseaux) lesquels calment, freinent ou éteignent indirectement l'activité sexuelle.

Il existe malheureusement aussi des antiaphrodisiaques bien connus : le *stress* par exemple. L'effroi de la passion torride, en quelque sorte ; la tenue de déroute. Son effet est aussi radical que le légendaire bromure ajouté, disent les mauvaises langues, dans le quart de vin du soldat. L'alcool, auquel on a parfois prêté des vertus aphrodisiaques, arrive à stimuler le désir en levant les inhibitions sociales quand il est pris à faible dose. Il diminue la gêne et l'anxiété, occulte plus ou moins le *stress*. En revanche, consommé à forte dose, il peut provoquer des difficultés d'érection chez l'homme et une embarrassante diminution de la lubrification chez la femme. Shakespeare a écrit des lignes géniales, en particulier dans *Macbeth* : « L'alcool provoque le désir mais éloigne la performance... »

On ignore souvent que la deuxième grande cause de l'insuffisance sexuelle est le diabète. Cette maladie altère les nerfs et les vaisseaux, surtout lorsque le régime diététique prescrit n'est pas correctement suivi. L'excès de sucre et de graisse saturée dans le sang est néfaste ; les plaques d'athéromes qui se déposent finissent par paralyser la verge. La majorité des malades qui subissent une dialyse rénale sont diabétiques, l'insuffisance rénale peut ainsi être traitée ; l'insuffisance sexuelle en est un autre symptôme.

Vive le chocolat !

Tout au long de son histoire, depuis qu'il nous est aussi venu d'Amérique du Sud, le chocolat inspira la passion et les préjugés les plus irrationnels. Le grand botaniste Carl Linné, enthousiasmé par cette plante, classa le cacaoyer dans le genre des *Theobroma*, ce qui signifie tout simplement aliment des dieux. En 1525, après avoir goûté et apprécié la boisson préférée de l'empereur Montezuma, Fernand Cortez expédia une cargaison de fèves de cacao à son empereur, Charles Quint. Mais c'est grâce à son mariage avec le sucre de canne et la vanille que le cacao doit son succès à la cour d'Espagne. En France, il faut attendre presque un siècle, c'est-à-dire le mariage de Louis XIII avec Anne d'Autriche, fille de Philippe II d'Espagne, pour que la Cour découvre à son tour cette boisson étrange, réputée déjà pour ses doubles qualités revigorantes et même aphrodisiaques.

Le chocolat se tailla une réputation d'excitant sexuel et, curieusement, de remède pour la maladie d'amour de l'époque : un opuscule, publié à Paris en 1687 sous le titre *Le Bon Usage du thé, du café et du chocolat*, recommandait ces nouveaux breuvages à ceux qui d'aventure se trouveraient frappés de la plus universelle des maladies galantes d'alors, la crainte et redoutable syphilis.

Ne voulant sans doute pas priver leurs ouailles d'un si bon aliment, les théologiens ont copieusement ferraillé pour savoir si sa prise rompait le jeûne ! On raconte que la marquise de

Sévigné en buvait avant de se coucher pour se nourrir, et au lever afin de jeûner.

Le chocolat donne certes du bonheur aux humains, mais à ses débuts il participa aussi, selon la rumeur, aux intrigues les plus sanglantes, cruelles et sournoises. Il fut toujours réputé bon compagnon d'Aphrodite pour les hommes ; mais aussi d'Apollon pour les femmes, stimulant le corps et l'esprit. Il le reste d'ailleurs. En France, cinq kilos par habitant par an sont consommés ; neuf kilogrammes par habitant par an en Suisse, trois kilogrammes par habitant par an aux États-Unis (0,7 % de la ration alimentaire).

Le cacao est une substance complexe formée d'au moins huit cents molécules différentes. Quelques-unes ont une activité pharmacologique indéniable. Parmi celles-ci, la caféine, substance d'éveil, est la mieux connue. Les bases xanthiques sont présentes dans le chocolat noir, principalement la théobromine, un demi-gramme environ pour cent grammes. Il contient aussi les bioamines (comme la sérotonine, jusqu'à vingt-sept milligrammes par kilo), des vitamines (vitamine E : à raison de trois milligrammes pour cent grammes ; la vitamine B3 cinq fois moins) des sels minéraux. Parmi ceux-ci, la présence de magnésium est particulièrement vantée. Les éléments psychopharmacologiquement actifs, actuellement détectés dans le chocolat, sont essentiellement des substances d'éveil. La consommation de chocolat, associant par ailleurs un apport calorique intense sous un faible volume apparaît donc performante pour ceux qui sont particulièrement sollicités par les fonctions de vigilance... et de gourmandise. L'absence d'anxiété notée chez les forts consommateurs de ce nutriment stimulant peut avoir une base biochimique, non encore reconnue. Il serait intéressant de la rechercher.

Les effets secondaires de la « chocolatomanie » paraissent modestes sinon infimes : il n'y a pas d'insomnie, de rares maux de tête souvent antérieurs à la prise, pas d'agitation psychomotrice. La prise de poids peut être manifeste, bien sûr, mais seulement si le chocolat s'additionne au régime normal. Car cet aliment délectable apporte plus de quatre mille kilocalories par kilogramme ! Il existe cependant un risque nutritionnel indiscutable si la consommation de chocolat devient exclusive. Cent grammes de chocolat contiennent en effet, avec de grandes variations selon la marque, en moyenne : cinq grammes et demi de protides, vingt grammes de lipides et cinquante-cinq grammes de glucides, donc un rapport déséquilibré des trois nutriments essentiels.

Aucun sujet n'est désocialisé par sa chocolatomanie : ce comportement n'est en effet pas jugé extravagant. La bonne acceptabilité collective, l'accessibilité facile à cet aliment et son faible coût rendent bien compte de cette absence de toxicité sociale et médicale. L'Europe demande une déréglementation permettant de substituer en partie le beurre de cacao par des graisses végétales, de la farine et de la fécule, comme l'ont fait jusqu'à maintenant la Grande-Bretagne, l'Irlande et le Danemark, qui n'y connaissent rien en matière de chocolat extra-noir, pouvant aller jusqu'à 70 % de fèves pures.

Dans l'état actuel de nos connaissances, étant donné la discrétion des effets toxiques à proprement parler lors de la consommation massive de chocolat, il ne semble pas possible de parler de « toxicomanie », mais seulement de « chocolatomanie ». Quels peuvent donc être les motifs d'accéder à cette consommation massive et parfois exclusive de ce délice du palais ? Parmi les raisons toujours retrouvées, il y a une recherche d'optimisation des performances, un substitut émotionnel ou une cérémonie antirituelle, surtout chez les adolescents, ou encore un étayage psychologique, surtout chez les femmes mariées, beaucoup plus rare cependant avec le chocolat au lait. L'état de manque chez le « chocolatomane » sevré est particulièrement discret. Pas d'hypersomnie, mais une certaine anxiété de recherche apaisée par la provision. En fait, les performances sportives, professionnelles et sexuelles du « chocolatomane » sevré n'ont pas été testées...

Paradis artificiels et vertiges de synthèse

Restent les traitements, bien souvent aléatoires, à base d'hormones mâles. Les préparations et les modes d'utilisation sont variés : sous forme d'injections, de comprimés, de suppositoires ou mieux encore sous forme de gelée que l'on s'applique en friction sur l'abdomen ou sur la verge ; est-ce le médicament ou la friction qui sont réellement efficaces ? L'administration d'hormones mâles à des femmes donne par ailleurs des résultats fort probants sur l'excitation sexuelle, mais leur partenaire habituel risque à son tour d'avoir des difficultés, car leur compagne développe une pilosité excessive qui nuit au piquant de l'imagination et rend rugueux les contacts dermatologiques, une virilisation de la voix, et une hypertrophie clitoridienne.

Il existe même des traitements plus curieux encore : en Grèce, les Anciens, pour provoquer une érection, se faisaient piquer par une abeille spécialement dressée dans ce but, au bon endroit et au bon moment. On imagine les prouesses des dresseurs, on s'interroge sur le devenir de ceux qui étaient allergiques !

Actuellement, l'apiculture étant beaucoup plus pacifique, le médecin se transforme en abeille en démontrant d'abord au patient atteint de lésions nerveuses que l'érection reste encore possible en lui injectant un peu de papavérine dans la verge. Le malade peut apprendre cette technique et se piquer au moment qu'il juge opportun. L'injection intracaverneuse de papavérine donne de bons résultats, mais l'érection ne doit pas dépasser... deux heures très exactement, sinon le danger menace : douleur, déformation, fibrose, priapisme. Des mesures techniques d'hygiène et de propreté doivent évidemment être respectées ; des précautions sont à prendre. L'injection doit être réalisée au dos et au milieu de la verge, près de la racine. Il faut néanmoins éviter la veine dorsale facilement identifiable par son relief.

Toute blessure veineuse entraîne un hématome qui est inesthétique, et gênant. Malheureusement au bout de quelque temps, des mois ou des années selon les usagers, la dentelle de vaisseaux de la verge se bouche. L'organe se sclérose et il faut alors changer de produit.

Une simple lotion, une de plus, rendrait toute leur vigueur rigide aux hommes atteints de certaines formes d'impuissance, prétendent certains scientifiques israéliens. Le Stearyl-VIP est un composé constitué d'acide stéarique (rien de moins que de la bougie, l'analogie est perforante !), et d'un peptide connu sous le nom de *vasoactive intestinal peptide* (VIP). Une fois appliqué sur le pénis, il traverserait la peau et atteindrait les vaisseaux sanguins, provoquant alors l'érection tant attendue. Les premiers tests sur des rats sont, paraît-il, parfaitement concluants. Le Stearyl-VIP, à la différence d'autres produits chimiques dont certains sont redoutables, ne provoque pas une érection interminable, donc douloureuse. Les rats traités ne se sont pas plaints d'effets secondaires, leurs collègues mâles et femelles ne se sont pas plaints d'abus ni de harcèlement sexuels. Les essais cliniques n'ont pas encore été autorisés, on se demande pourquoi ! Le Stearyl-VIP a cependant ses limites : il n'est d'aucune utilité en cas d'impuissance à facteur psychologique. Seuls les hommes qui manquent physiologiquement de VIP pourraient en attendre une amélioration. Cette recherche est financée par une entreprise pharmaceutique japonaise, elle a déjà pris des brevets pour tout l'Extrême-Orient.

Évidemment, les drogues ont aussi été mises à contribution.

L'*ecstasy*, dont le nom de baptême est MDMA (pour méthylène-dioxyde-métamphétamine) est une substance chimique extrêmement dangereuse quelle que soit sa forme de vente. Elle rend euphorique un court moment, avant d'abattre son homme encore plus sûrement, si l'on peut dire, que l'alcool, la cocaïne, les amphétamines, le LSD. En réalité, ce produit n'agit absolument pas comme un aphrodisiaque. Il aiguise simplement les perceptions des sens, ou plutôt les foudroie. L'*overdose* tue d'une hypertension brutale, de malaise cardiaque et d'un coma profond dû aux lésions du cerveau. Tout aussi diaboliques sont les ampoules de *popper*, qui contiennent une solution de nitrite d'amyle. Elles furent particulièrement appréciées dans le milieu gay ; les vapeurs, reniflées ou aspirées, ont des propriétés vasodilatatrices (d'où une verge turgescente) et par conséquent intensifient, paraît-il, l'orgasme du moins chez le ou la partenaire. Cette mode a ensuite envahi l'Europe. Ce produit excite tranquillement le sexe tout en frappant le cœur ; les accidents se traduisent par des étouffements et des arrêts cardiaques.

Ce produit est dérivé d'un autre, utilisé lorsque la verge se met en berne, pour les hommes qui ne supportent aucun médicament. Les médecins se sont inspirés des antiques et traditionnels cataplasmes : ils ont confectionné des pommades à base de nitroglycérine dont l'effet est explosif ; la trinitrine calme les douleurs de l'angine de poitrine. Appliquée localement sur la verge, elle engendre une rigidité aussi appréciable qu'appréciée. Cette méthode simple compte de nombreux adeptes, qui confondent la durée, la dureté et la qualité.

***

En réalité, toutes les substances pharmacologiques aphrodisiaques déclenchent des réactions sexuelles qui ne sont pas globalement naturelles. Ces produits servent à donner un coup de fouet, mais sans réellement traiter les causes, ni aller au fond des choses, car ils ne font qu'améliorer ou masquer certains syndromes. La plupart d'entre eux s'accompagnent d'effets toxiques qui les rendent très difficilement utilisables. L'homme confronté à une panne transitoire de son organe se trouve acculé à deux solutions : ou bien se satisfaire avec des poudres de perlimpinpin, des élixirs trompe-cerveau bricolés dans des pseudo-laboratoires fantômes, ou bien utiliser des drogues plus ou moins dures qui tuent le sexe à petit feu au lieu de le remettre en forme.

Le cerveau fonctionne comme un énorme sexe. Il commande la mécanique, mais il est aussi l'ordonnateur et le créateur de tous les plaisirs, ce qui fait dire à beaucoup de personnes qu'il est leur deuxième organe préféré. Biochimiquement, il se montre en effet réceptif aux hormones des glandes génitales ; intellectuellement et affectivement, il est sensible à toute forme de tendresse exprimée à son égard. C'est lui en réalité qui mène le jeu de l'amour, qui n'est pas réellement celui du hasard, ordonne l'érection ou l'indifférence, décide de noyer ou non la conscience dans l'ivresse de la plénitude. La physiologie, la biologie et la chimie des deux sexes ont révélé que c'est le cerveau qui faisait l'amour ; il est le meneur de jeu et le chef d'orchestre, il ne se sert que du corps comme d'un instrument intermédiaire. En réalité, l'être tout entier, corps et âme confondus, se dévoue au poème de l'amour. La chair s'enflamme, s'embrase, l'esprit devient confus et se perd dans le mystère de la passion, l'intelligence explose. Au paroxysme de l'extase amoureuse, le corps tout entier jouit comme un sexe.

Pour combattre la défaillance sexuelle, il faut donc agir sur l'ensemble du système du désir, pas seulement sur le bout de l'organe. La sexualité humaine ne se résume pas à une tuyauterie justiciable du plombier. Les aphrodisiaques existent, mais les meilleurs sont naturels, ils se trouvent dans le cerveau même de chacun. Globalement, par exemple, en cas de défaillance d'origine psychologique (due en particulier à l'anxiété), on utilise des médicaments qui ont une action sur la libido : antidépresseurs et vitamines (C, B1, B2 et B6). Lorsque l'érection est laborieuse, des vaso-dilatateurs (dérivés de l'ergot de seigle ou papavérine) peuvent être un secours. Sinon, un bon plat de vraies cuisses de grenouilles est efficace.

Chapitre 9

Les sens et leurs plaisirs

La performance des sens, source d'inestimables plaisirs, fonde celle de tous les organes du corps. L'efficacité des cinq sens est une obligation physique, mentale et culturelle. En effet, spécificité de l'homme omnivore, l'acceptation physique de l'indispensable variété des aliments suppose impérativement l'utilisation efficiente de tous les organes des sens. On ne peut atteindre le subtil équilibre des aliments qu'il est nécessaire de consommer que si les sens, mentalement commandés, les recherchent. Sinon, le cerveau n'est pas approvisionné avec les molécules nécessaires à son fonctionnement et, par voie de conséquence, l'efficacité du corps n'est pas optimale. L'appréciation du plaisir procuré par les aliments n'est pas innée : le cerveau doit être préparé, éduqué. La jouissance des sens fonde l'efficacité de tout le corps.

Le développement des sens

Au moment de la naissance, le cerveau est occupé par une sorte de gigantesque court-circuit : chaque neurone communique avec des dizaines de milliers de ses voisins, ce qui est tout à fait excessif et sans efficacité. L'apprentissage sélectionne des chaînes de neurones : ainsi, une multitude de points de communication, inutiles, sont éliminés, alors que ceux qui sont fonctionnels sont préservés. Apprendre, c'est stabiliser certaines combinaisons de communications préétablies entre les neurones. C'est aussi éliminer les autres. Par exemple, un neurone qui a bénéficié d'un apprentissage n'est plus en contact qu'avec mille à deux mille confrères ; auparavant, il communiquait inefficacement avec dix mille d'entre eux.

Le cerveau est programmé pour apprendre, pour permettre à l'expérience de sélectionner certains points de communication de préférence à d'autres. Ce « formatage » doit obligatoirement s'effectuer à certains moments de l'existence, sinon les structures qui auraient dû mémoriser dégénèrent, pour disparaître à tout jamais. En effet, malheureusement, un neurone qui meurt n'est jamais remplacé par un autre ; de sorte que, dès sa naissance, l'être humain ne peut que perdre des neurones. Il est d'ailleurs heureux que les neurones soient privés du pouvoir de se diviser dès qu'ils deviennent fonctionnels, car les complications seraient inimaginables s'il prenait à l'un d'entre eux, connecté à plusieurs milliers de ses voisins, le caprice de se diviser ! La venue de cet intrus ne manquerait pas de semer la pagaille la plus complète.

Un exemple expérimental permet d'illustrer la nécessité de ce formatage pour ce que certains appellent le « cerveau-machine ». Cette découverte a d'ailleurs valu à ses auteurs le prix Nobel. À l'instant de sa naissance, ils ont occulté les deux yeux d'un animal ; puis, quelques semaines plus tard, ils ont enlevé les caches. Ils ont alors constaté que le jeune animal restait aveugle, pour le restant de ses jours ; en effet, les structures cérébrales qui auraient dû apprendre à voir n'ont pas été sollicitées et utilisées en temps voulu ; elles ont donc dégénéré, définitivement. L'œil reste cependant normal, la rétine parfaite, le nerf optique fonctionnel, et pourtant l'animal ne voit rien : les structures cérébrales qui auraient dû être utilisées pour la vision ont disparu à tout jamais. Il en est de même pour un enfant nouveau-né souffrant d'une très importante cataracte. S'il n'est pas opéré immédiatement après sa naissance, il souffrira d'une vision très déficiente. Malheureusement, par compassion, jusqu'à une date récente, on retardait l'heure des interventions chirurgicales, car opérer un nourrisson peut paraître cruel. L'erreur était gigantesque, car plus le délai était important, moins la vision future était bonne.

Une démonstration plus fine de l'indispensable chronobiologie de ce formatage a même été réalisée : un animal élevé pendant un certain temps dans un univers qui n'est formé que de traits horizontaux butera pendant tout le reste de son existence contre des barreaux verticaux, à partir du jour où il sera mis dans une cage normale. En effet, les structures de son cerveau « prévues » pour voir vertical n'ayant pas été sollicitées, elles ont disparu. Cette observation a eu des répercutions importantes pour les nourrissons humains. En effet, un enfant qui « louche » doit être rapidement rééduqué et traité, sinon un seul de ses yeux travaille (celui qui prédomine, que l'on appelle l'œil directeur ; celui, par exemple, que le sous-officier fait rechercher avant d'apprendre à tirer au fusil). Pour les contraindre à utiliser leurs deux yeux, des tout-petits doivent porter des lunettes spéciales qui les obligent à faire travailler l'œil que le cerveau a tendance à considérer comme aveugle ; s'ils ne le font pas, ils ne pourront plus jamais voir en relief.

Sans éducation, sans expérience et sans apprentissage, l'œil voit mais le cerveau reste aveugle. Il existe des populations africaines, très primitives, incapables de reconnaître une image sur une photo : leur cerveau n'est pas entraîné à reconstruire en perspective. Nous-mêmes, ne sommes-nous pas incapables de déchiffrer immédiatement les tags qui polluent nos murs ? Pourtant, dès que quelques lettres sont repérées, alors tout devient facile.

Pour toutes les perceptions sensorielles, il en va probablement de même. Dans un premier temps, les circuits de neurones doivent s'organiser : il s'agit d'apprendre l'existence des goûts, en mettant en place les circuits de neurones qui participent aux perceptions sensorielles ; et en organisant ceux qui les évaluent, les estiment et les mémorisent dans le cerveau. Dans un deuxième temps, la culture et l'éducation artistiques doivent surajouter leur empreinte pour permettre d'apprécier les saveurs par le plaisir. L'animal humain inculte (insensé au sens propre, pourrait-on dire) aime spontanément le gras sucré, source de perception onctueuse et d'énergie. L'homme, en revanche, doit impérativement apprendre à estimer les arômes associés au caractère propre à certains aliments, sources de joies et de santé. Enfant, il doit inculquer à son cerveau l'utilisation de tous ses sens, pour qu'il puisse ultérieurement apprécier la diversité des aliments, fussent-ils nouveaux.

Toutefois, les perceptions sensorielles sont très inégales par leur nature, leur autonomie et leur modalité d'acquisition. Nous avons très peu de liberté par rapport aux sensations de la langue (salé, sucré, amer et acide). En effet, celles-ci sont globalement innées, impitoyablement programmées dans nos gènes, comme dans ceux des autres espèces : déposer une goutte de solution sucrée sur la langue du nouveau-né l'attire, de manière identique, fût-il crocodile, souris ou humain. Le chien, pourtant carnivore, apprécie la récompense donnée sous forme d'un morceau de sucre ; il en est de même pour le lion, le lama, la panthère et l'éléphant, comme le savent bien les dompteurs dans les cirques. En revanche, toutes les autres perceptions sont acquises. Dès lors, si les sens ne sont pas éduqués, l'homme se réfugie sur ses seules perceptions animales, celles de la langue. Il se jette alors sur le sucré. Ce comportement est dangereux, car le meilleur moyen pour faire du mauvais gras consiste à manger du sucre en excès. Celui qui est handicapé des sens par manque d'apprentissage profite sans discernement de l'onctuosité des graisses, ignorant que le goût de nombreux aliments est celui de son gras, et que certaines graisses sont essentielles, indispensables à la vie.

Dans sa préparation, son action, ses suites, la réussite de toute entreprise humaine repose sur la fortune de tous les organes : les dents qui mastiquent, l'intestin qui digère, le sang qui circule bien pulsé par un cœur efficace, un squelette qui résiste, des muscles agiles et puissants, un cerveau triomphant qui orchestre, commande et apprécie sans cesse, informé, entre autres, par les organes des sens.

Exemple frappant, lourde démonstration, il est prouvé qu'il existe en Occident une relation directe entre l'obésité et le niveau socioculturel. Car la question actuelle n'est pas de se procurer des aliments, comme cela le fut pour l'humanité pendant des millénaires, mais de les choisir et de les aimer dans leur diversité : la gestion de la pléthore (déséquilibrée) requiert impérativement une éducation scientifique minimale, mais aussi un apprentissage sensoriel. Sinon, l'appétence sera restreinte aux perceptions innées du sucré (celles de la langue) tandis que les autres, culturelles, seront ignorées, ratage pour la santé, échec pour l'intelligence, déroute pour la culture : l'homme est alors ravalé au rang du mammifère animal. Car un homme qui ne sait pas apprécier la variété des aliments, non seulement ne satisfait pas aux besoins de son corps, mais il n'est pas réellement libre, il est handicapé du corps et de l'esprit, la performance et le succès lui échappent.

Le succès réside dans la gastronomie : le corps en profite, les sens en jouissent, le cerveau triomphe par sa vivacité intellectuelle. Mais la performance de l'adulte est le résultat de la préparation et de l'entraînement de l'enfant.

C'est donc toute notre palette sensorielle qu'il faut apprendre à mobiliser pour développer notre goût et accéder à la variété des aliments, seul moyen de satisfaire les besoins de notre corps et source d'incomparables satisfactions hédoniques et culturelles. La performance oblige au plaisir !

La vision

La vision occupe une place cruciale : l'univers sensoriel de l'homme est essentiellement visuel. Comment les six dimensions de l'information visuelle (trois dimensions pour la forme et trois autres pour la couleur) sont-elles traitées de la rétine jusqu'au cortex occipital (la couche superficielle qui est située en arrière du cerveau) ? Le mystère est encore gigantesque, car sans le cortex cérébral, l'œil n'est strictement rien.

On tend à privilégier certains plaisirs, ceux de la vision ; ne serait-ce que parce qu'ils sont parmi les premiers à se manifester, à être perceptible, au détriment de ceux du goût. Le sommet de la recherche visuelle est par exemple atteint dans le repas japonais, où chaque mets constitue d'abord un ravissement pour les yeux. L'attrait pour de la nourriture illustre bien l'attraction qu'exercent les couleurs sur l'homme. Ainsi, les Indiens d'Amérique avaient une préférence marquée pour les grains de maïs bigarrés ; ils n'ont pas domestiqué le haricot pour ses qualités alimentaires, mais pour l'extrême diversité de la couleur de ses grains, initialement sélectionnés pour la fabrication de parures. De même, aujourd'hui, de nombreux colorants sont abondamment utilisés dans l'alimentation industrielle pour donner aux produits une apparence visuelle conforme aux souhaits du consommateur ! Dans les vieux traités culinaires médiévaux, il était rarement question de goût mais plus souvent de qualités visuelles. Les couleurs fréquemment données aux mets étaient artificielles, et ne visaient qu'au plaisir de l'œil. En revanche, aux XVIIe et XVIIIe siècles, lorsqu'un ouvrage mentionne des couleurs, il s'agit généralement de couleurs naturelles.

Comme s'il y avait une hiérarchie ou une priorité, les informations visuelles semblent dominer les renseignements gustatifs et olfactifs comme facteurs déterminants dans la perception... de l'odeur par exemple. Apparemment, de nombreuses personnes réagissent davantage à la couleur des denrées alimentaires qu'à leur odeur, quand elles effectuent une identification et un choix. Cette habitude peut d'ailleurs aboutir à une perception erronée. En effet, à partir d'informations strictement visuelles, chacun extrapole inconsciemment à d'autres sensibilités. Ainsi, un bonbon au cassis se doit d'être violet. L'intensité de la saveur attribuée au citron des pâtisseries augmente avec la concentration du colorant jaune. Un sirop vaguement translucide n'a jamais réellement le goût de la fraise, de la grenadine ni de la menthe ; il doit être franchement rouge ou vert ; en revanche, il convient de ne pas se laisser abuser par ces couleurs bleuâtres, qui sont censées témoigner d'un exotisme de bon aloi. L'odeur du saucisson est perçue comme plus caractéristique lorsque les rondelles sont présentées en l'état, irrégulières, ovales avec leur peau, que lorsqu'elles sont redécoupées pour les amener à un même diamètre !

Tout ce qui est beau est-il bon ? Tout ce qui est inhabituel est-il mauvais ? Certes non. Par exemple, de même qu'il existe des hêtres pourpres, il pousse dans une ferme de haute Corrèze de délicieuses pommes de terre naturellement bleues (leur couleur est celle du poivron, de la betterave cuite). Elles font une excellente purée... bleu-rouge ; les frites... évidemment bleues, répugnent, à tort, à l'utilisateur méfiant, car la couleur inhabituelle laisse supposer une anomalie, ou, pire, un vigoureux traitement chimique. Quand l'œil identifie un objet, il lui attribue une couleur. S'il y a discordance, le cerveau sonne le tocsin et l'estomac conteste. Dans l'inconscient collectif, une frite ne saurait être que dorée.

Une viande est d'autant meilleure pour la santé qu'elle est plus rouge. Cette vieille sagesse populaire repose sur une réalité chimique : le rouge est témoin de la présence de fer ! La luminosité de la viande intervient aussi, humide et hachée elle est scintillante. Par conséquent, il faut se méfier des ampoules teintées de certains étalages qui colorent parfois artificiellement une viande triste et terne... Curieusement, le consommateur qui envisage d'acheter de la viande se préoccupe d'abord de son aspect, puis de sa fraîcheur et seulement après de son prix ; les possibilités de conservation suivent.

Au même titre que les fines herbes, la ciboulette ou l'estragon ou encore le thym et le romarin, les fleurs agrémentent l'aspect, comme le goût des salades : pourquoi ne pas utiliser les fleurs d'ail ou de pissenlit, les violettes variées, les capucines, les primevères ou les coquelicots ? La capucine, dont la saveur rappelle celle de l'estragon, et la bourrache qui possède une sorte de saveur d'huître tout à fait mystérieuse. Sauf tentation homicide, il faut cependant savoir que la confusion est facile entre le fenouil et la ciguë et que la datura, la colchique ou la belladone sont toxiques.

La vue, le goût et l'odeur s'allient. Le poivre en gros grains constitue une véritable ponctuation dans la symphonie des couleurs ; mouliné fin, il confère un teint subtil, tout en exaltant les goûts sans les camoufler !

La gustation

La gustation est bien évidemment l'un des sens les plus importants dans le choix de la nourriture, comme dans le plaisir qu'elle procure. La culture, la tradition et l'habitude lui ont donné une notoriété considérable, d'ailleurs excessive car le « goût » des aliments tel qu'il est prévu par un organe, la langue, ne représente qu'une petite partie de l'ensemble de leurs caractéristiques sensorielles. La perception gustative est provoquée par ce que l'on appelle les « corps sapides », c'est-à-dire les éléments de l'aliment qui ont un goût, une saveur, ceux qui excitent nos organes des sens.

Il y a des millénaires, la recherche de la nourriture fut d'abord l'activité principale de survie. Le goût de la nourriture n'était donc pas réellement apprécié, sauf s'il était associé à un désagrément. Sa présence était le signal d'alerte, il entretenait le rejet d'un aliment mauvais. Mais, bien vite, la qualité de la nourriture s'imposa, l'alimentation se mêlant au plaisir. C'est d'ailleurs ce plaisir qui conduit à l'excès, qui devient finalement source de déplaisir. En effet, l'intensité du plaisir n'est pas en relation linéaire avec la quantité de l'aliment qui en est sa source. Le plaisir croît avec l'intensité du stimulus jusqu'à un sommet, pour ensuite décroître puis se transformer finalement en aversion pour les trop fortes intensités. Cette courbe s'applique aux quatre sensations : le sucré, l'aigre, le salé et l'amer. Le sommet est atteint à de faibles intensités pour le salé et l'amer, qui deviennent donc vite désagréables et repoussants.

Cela vaut aussi, à un moindre degré, pour l'aigre. En revanche, pour le sucré, le plaisir est plus fort plus longtemps, avant d'atteindre la phase déplaisante. D'où sans doute notre propension pour le sucre, cet aliment fondamental, essence énergétique qui fait fonctionner nos cellules, y compris cérébrales. L'homme est fait pour goûter le sucré ! À la fin d'un repas plantureux tous les goûts sont épuisés et saturés, sauf celui du sucré : il est donc possible de continuer à manger des desserts... sucrés. C'est pour cela que cette place leur a été affectée dans l'ordonnancement des repas.

Depuis qu'ils étudient leurs propres organes des sens, les hommes n'ont pas toujours défini quatre qualités gustatives. Aristote distinguait « dans les saveurs comme dans les couleurs, d'une part les espèces simples qui sont aussi les contraires, à savoir le doux et l'amer ; d'autre part, les espèces dérivées, soit du premier comme l'onctueux, soit du second comme le salé, enfin, intermédiaire entre ces dernières saveurs, l'aigre, l'âpre, l'astringent et l'acide ». En 1751, Carl von Linné, le célèbre naturaliste suédois, médecin et botaniste du roi, discernait dix qualités gustatives : l'humide, le sec, l'acide, l'amer, le gras, l'astringent, le sucré, l'aigre, le muqueux, le salé. C'est seulement en 1824 que le très célèbre Eugène Chevreul distingua les sensibilités tactile, olfactive et gustative. Il fut aussi le découvreur des graisses !

Les intensités et les niveaux de perception des sensibilités gustatives et olfactives sont modulés par la température des aliments qui modifie leurs propriétés physicochimiques, mais aussi altère la sensibilité de la bouche. Une glace froide à peine sucrée le devient beaucoup trop quand elle est fondue dans l'assiette. Le plaisir du tiède de la tarte Tatin, du chaud du potage, du brûlant du thé à la menthe dépendent bien évidemment de leur température ; les arômes du vin ne s'épanouissent pleinement qu'à une certaine graduation du thermomètre.

La manière de prendre l'aliment n'est pas indifférente. Comment manger son potage ? En portant à ses lèvres la pointe de la cuillère ou le bord latéral ? Le dos de la cuillère cache une partie des papilles gustatives de la langue ; mais présenter la pointe exige un arrondi acrobatique du bras et peut entraîner des pertes néfastes à l'intégrité des habits. Le bol est donc encore le meilleur moyen...

Mais le plaisir est fugace, pour ne pas dire éphémère ; la perception s'annihile elle-même, s'évanouit. Dès que le contact du stimulus sur la langue se prolonge au-delà d'une seconde, l'intensité perçue commence à diminuer pour, dans certains cas particuliers, s'annuler en dix à trente secondes. Après rinçage, la sensibilité initiale se rétablit, également en dix à trente secondes. Compte tenu de sa lenteur, le phénomène de l'adaptation est susceptible de perturber l'évaluation sensorielle et le plaisir de la bouche, puisqu'il rend les épreuves successives mutuellement dépendantes. Quoi qu'il en soit, la qualité d'un repas ne peut s'apprécier qu'en mangeant lentement. La performance est dans la lente montée du plaisir.

Le nez

L'homme aurait perdu une bonne partie de son acuité olfactive en s'affirmant sur ses membres postérieurs, car le nez, plus loin du sol, est devenu moins efficace. En revanche, la vue a gagné au change ; tout comme les mains, qui se sont libérées pour des taches plus nobles que d'assurer les déplacements, activité dévolue aux quadrupèdes. La position debout, permettant à la main de porter l'aliment au niveau du nez, transforma le chasseur en gourmet ; la puissance laissant place à la délicatesse, à la précision et à la liberté de soumettre le nez à un parfum choisi.

L'olfaction est cependant l'un des éléments les plus importants pour assurer la survie des espèces, permettant de reconnaître ses pairs, de fuir ses ennemis, de marquer son domaine, d'assurer sa descendance, de trouver et bien évidemment d'évaluer sa nourriture. Les grands singes possèdent des glandes sudorales très développées sur les paumes, ils émettent chacun une odeur distinctive. La transpiration de la paume des mains et surtout de la plante des pieds de l'homme a peut-être pour finalité première la communication par l'odorat, suggère Guy Lazorthe.

Le sens de l'odorat est variable d'un individu à l'autre. Mais il serait moins développé, curieusement, chez l'homme que chez la femme. Chez elle, plus vif au moment de l'ovulation, il varie avec le cycle menstruel. Pendant la grossesse, la sensibilité olfactive serait augmentée entre le deuxième et le quatrième mois, puis diminuée au troisième trimestre, mais la raison d'un tel phénomène demeure absolument mystérieuse. Le goût varie aussi avec l'état hormonal, ainsi qu'avec le nombre des années. La perte de l'odorat chez le vieillard lui fait perdre le goût du pain, au propre et au figuré.

Signe des temps, pauvreté alimentaire associée néanmoins à une intelligence dans la recherche, un test à la pizza a été mis au point pour aider au diagnostic de la maladie de Parkinson ! En effet, cette maladie s'accompagne en général d'une détérioration olfactive globale. Il pourrait même exister chez ces malades une anosmie spécifique de certaines effluves. Car ceux qui en sont atteints ne parviennent pas à reconnaître l'odeur de la pizza, contre seulement 10 % des sujets sains ! Sans doute y a-t-il plus discriminatif avec des menus plus élaborés...

Tout est mangé après avoir été senti avec plus ou moins d'intensité, d'analyse et de réflexion. Pour les aliments inconnus, ou pour ceux qui suscitent le doute ou l'inquiétude, le nez fait toujours fonction de sentinelle avancée qui veille, interroge et tente d'identifier. Quand on intercepte l'odorat, on paralyse donc le goût. Il faut du flair... Le seul domaine où l'olfaction demeure absolument irremplaçable est celui de l'alimentation : elle détermine et contrôle la satisfaction de nos besoins nutritionnels, elle participe au plaisir. Sur les neuf millions de molécules connues à ce jour, près de trente mille, avec des efficacités variables, flattent plus ou moins agréablement nos neurones et leurs sympathiques manies. Le chiffre est apparemment énorme, si l'on considère les quelques centaines de produits naturels qui possèdent des vertus aromatiques, mais chacun d'eux est la combinaison d'une multitude de molécules. Car une odeur est l'association de multiples senteurs, donnant un bouquet original. Ainsi, le cassis est une mine de neuf cent trente constituants chimiques différents, le café en compte plus de six cents, le N° 5 de Chanel probablement bien plus !

En flairant un aliment, nous aspirons par le nez une portion de l'air environnant ce produit. Cet air est chargé en molécules odorantes. La perception recueillie par les récepteurs olfactifs est assez différente de celle obtenue lorsque le même aliment est placé dans la bouche où, sous l'effet de la mastication, source de réactions chimiques, il monte en température, permettant à certains composés odoriférants de naître et de s'exprimer. En fait, la composition de la phase gazeuse de la cavité buccale se trouve modifiée, par rapport à celle de l'air qui environne le même produit lorsqu'il n'est pas mis dans la bouche. Ces deux atmosphères gazeuses, quand elles atteignent les récepteurs olfactifs par voie directe lors du flairage ou par voie indirecte, dite « rétronasale », donnent naissance à deux perceptions différentes : l'odeur dans le premier cas et l'arôme dans le second. Pour désigner l'ensemble des composés organiques volatils responsables de la perception, on parle d'arôme ; alors que dans le cas des odeurs, c'est de parfum dont il est question. Les arômes, ceux des aromates, ne sont pas des odeurs. Somme toute, un parfum et un arôme sont tous deux des éléments volatiles. Mais, le premier est inspiré, tandis que le second est ingéré. Dans leur immense majorité, les arômes n'apportent aucune contribution nutritive à l'aliment dans lequel ils se trouvent. Certains jouent cependant un rôle privilégié, car ils représentent à eux seuls la note olfactive du mets ; d'autres subliment les saveurs sucrées ou les perceptions olfactives.

Parfois, nous trouvons que l'aliment n'a pas le goût de son odeur : ce phénomène est dû en fait que de nouveaux parfums se créent ou se dévoilent dans la bouche lors de la mastication, ils gagnent le nez par la voie rétronasale et oblitèrent complètement le parfum initial. L'hydromel présente l'odeur du miel ; dans la bouche, il a le goût de la cire, alors que bien évidemment celui-ci est une réalité inconnue, car nul ne s'est amusé à manger de l'encaustique ! En fait, dans la bouche, il dégage les arômes de la cire...

Dans les croissanteries, il est inutile de parfumer le local puisque le croissant chauffé sent assez fort. Encore que certains ne se privent pas de vaporiser copieusement des odeurs de pain au chocolat, comme le font certains boulangers qui n'ont de traditionnel que la pancarte. Dans les hypermarchés tout est sous plastique, sans odeur. Les responsables parfument donc les rayons à la senteur de pin ! Aux États-Unis un béton exhalant le bois a été mis au point. Mais l'influence de l'odeur peut orienter les autres perceptions sensorielles. Une marque célèbre a présenté à des consommateurs les mêmes chaussures de sport, les unes parfumées avec une douce senteur florale et les autres sans parfum. La majorité des essayeurs a choisi les premières parce qu'ils les trouvaient plus souples ou plus chaussantes, plus efficaces, sans se rendre compte que leur choix était inconsciemment conditionné par leur parfum. Les odeurs agissent sur l'humeur, sur la mémoire, sur les papilles gustatives, comme le savent bien les restaurateurs : s'ils ont des moules à écouler, ils font légèrement chauffer la sauce au vin blanc à l'heure des repas. Une poêle en métal, un peu d'huile, et quelques herbes aromatiques incitent la plupart des clients a commander des grillades...

Dans le domaine des arômes, dont certains artificiels sont ajoutés aux aliments, il convient d'être vigilant, sans s'abandonner à quelques terreurs morbides. En effet, l'information est souvent difficile, car un manichéisme pervers oppose constamment d'une part la fraude et l'artificiel, et d'autre part le naturel. En fait, la notion de naturel est une réalité tout à fait vague, et celle d'artificiel sujette à controverse : une substance est considérée comme artificielle tant qu'elle n'a pas été identifiée dans un produit naturel. Grâce aux progrès de la chimie analytique des substances naturelles, chaque jour des molécules synthétisées par les chimistes sont identifiées dans les arômes naturels ; elles devraient donc en principe quitter l'index des substances artificielles pour accroître celui des produits naturels. D'ailleurs, certains travaillent d'arrache-pied, car ils espèrent pouvoir décréter naturel un pur produit de la chimie organique, déjà largement utilisé...

Le toucher

Par l'extraordinaire sens du toucher, la sensibilité tactile participe également au plaisir de la table. Elle apprécie les qualités physiques de l'alimentation. Les mains, intimement liées à la parole, expriment le contentement, autant que les discours. Par le geste elles précisent, amplifient, les pensées. Elles expriment les sentiments. On se frotte les mains de joie, à l'idée d'un bon plat, en le voyant, en le sentant ; on les tord de désespoir quand une suspecte odeur de brûlé vient de la cuisine, ou quand le mitron anéantit l'œuvre culinaire en trébuchant et le faisant choir. Elles trahissent les états psychologiques ou émotifs. Volontaires ou involontaires, les gestes accompagnent la conversation, le discours et le repas. Les mains collaborent aux plaisirs de la table pour piquer, appuyer, couper ; ou parfois directement prendre. La mâchoire quant à elle tâte, cisaille, broie ou mastique, elle génère aussi des informations tactiles essentielles.

Il en est même qui voudraient que nous ressuscitions la subtile émotion physique du sculpteur qui travaille voluptueusement la terre de ses mains. Ils proposent tout simplement de supprimer fourchettes, couteaux et cuillères, pour inaugurer un plaisir nouveau de la table : toucher à pleine main pour apprécier la température, le grain, la consistance, déchirer à belles dents. Le triste succès de certains restaurants rapides est partiellement dû au fait que l'on y mange avec les doigts. Tâter la consistance du sandwich procure une joie intense qui aide à apaiser la faim, le porter goulûment à la bouche est une sensation primitive qui consiste à donner satisfaction à son corps.

Le toucher fait-il partie des plaisirs de l'alimentation ? Évidemment ! L'expérience multiséculaire a sélectionné des verres différents selon les régions, ils participent à l'expression optimale du bouquet, des arômes. Un excellent Bordeaux issu d'un tétra-brick et versé sans précaution dans un gobelet en carton n'aura jamais la même richesse de goût que celui qui est servi avec cérémonie par le maître de maison dans un verre en cristal ; le champagne proposé dans une coupe en plastique, qui se déforme sous la pression des doigts, désarçonne la main et perturbe les lèvres avant que le précieux liquide n'atteigne la bouche.

D'autres traditions ne sont pas les fruits d'une simple satisfaction sensorielle. Par exemple, pourquoi ne faut-il pas couper la salade avec le couteau ? Non pour lui préserver quelques qualités nutritionnelles, mais parce que, autrefois, la vinaigrette attaquait les couteaux qui étaient en fer argenté et les rendaient inaptes à un service de qualité. Plutôt que d'être contraint de changer trop souvent ces ustensiles, il fut jugé plus efficace de les préserver, en ne les utilisant pas au contact de la salade. Dans le même esprit, Richelieu imposa les couteaux à bouts ronds, car il trouvait désagréable que ses hôtes se curent les dents avec ceux qui étaient alors en usage, à bouts pointus.

La tendreté est une sensation tactile. Son importance, considérable, peut être définie comme la facilité avec laquelle l'aliment se laisse mastiquer. Après que le couteau ait eu plus ou moins d'aisance à le couper ; et la fourchette à s'y planter.

La texture a été négligée, car peut-être ce mot ne correspond-il pas à une simple entité physique. En effet, il recouvre des termes liés à la structure du produit et à son comportement mécanique ; par ailleurs, sa perception ne sollicite pas un système sensoriel particulier. En effet, la reconnaissance de la texture présente une composante tactile dépendant de l'état de surface du produit alimentaire perçu initialement, puis à un moment quelconque de sa transformation dans la bouche. De plus, la dureté d'un aliment évolue considérablement entre le moment où le produit est mis en bouche et celui où il est avalé. Ces modifications sont en elles-mêmes source de plaisir alimentaire.

La mastication

L'étymologie du mot manger est tout à fait significative. Aux époques héroïques de la physiologie balbutiante, la digestion se résumait au traitement buccal des aliments : manger se disait *mangier*, et dérivait du latin populaire *manducare*, mâcher, d'où dérive aussi mandibule...

Il faut mastiquer, acte agréable qui s'éduque (pour devenir quasiment réflexe). Le centre d'information des viandes l'a bien compris, il a publié un ouvrage destiné aux enfants de six à onze ans, pour leur faire découvrir le rôle spécifique de chaque dent et leur faire connaître la nécessité d'une bonne mastication. C'est une étape indispensable à une bonne digestion, elle est de surcroît capitale pour l'épanouissement du goût, sensation de plaisir qui favorisera la recherche d'une alimentation équilibrée. Broyer et triturer avec les dents est nécessaire à la croissance de l'enfant ainsi qu'au maintien d'une bonne santé, tout au long de sa vie. La mastication exhale les saveurs en permettant un contact plus long avec les papilles gustatives de la langue, elle favorise l'activité des glandes salivaires, qui prépare le bol alimentaire et constitue la première étape de la digestion. Elle assure le plaisir.

Les dents n'ont pas uniquement un rôle esthétique, relationnel : ce sont des outils coupants et broyeurs. Comme pour tous les bons outils, il faut veiller à les entretenir et les nettoyer régulièrement, pour les préserver.

La réhabilitation de la formidable fonction masticatrice des dents se révèle nécessaire aux yeux de nombreux spécialistes, pédiatres, dentistes, gérontologues, dans un monde où on ne mâche plus et dans lequel on consomme de plus en plus mou, de plus en plus sucré, de plus en plus insipide. La mastication est une fonction qui doit s'éduquer très tôt ; elle s'apprend, contrairement à la succion qui est innée. Maintenue tout au long de la vie, elle contribue à faire apprécier la diversité des mets, à amplifier le goût, à entretenir le plaisir de manger ; quand cette joie est perdue ou même affaiblie, notamment chez un grand nombre de personnes âgées, la dénutrition peut s'accélérer gravement.

Dès que l'ensemble des dents de lait a poussé, c'est-à-dire en général dès deux ans, l'enfant peut mâcher la viande ; non seulement il le peut, mais il le doit. Un refus absolu du cher petit peut parfois être la conséquence d'un mauvais contact entre les dents qui provoque des glissements. De toute façon, une alimentation un peu dure contribue au bon contact des mâchoires et participe au développement harmonieux de la dentition : carotte crue, viande, pomme sont de rigueur. La façon dont on se nourrit actuellement mène tout droit vers l'orthodontiste, manger trop mou ne muscle pas la mâchoire et ne conforte pas les dents dans leurs alvéoles !

L'ouïe

Parmi les divers organes des sens, l'audition est sans doute celui qui est le moins directement impliqué dans les processus de la prise alimentaire. Toutefois, l'ouïe perçoit directement le craquant de l'aliment : les gâteaux qui accompagnent l'apéritif sont bons s'ils sont croquants. Pour les apprécier, il convient que s'associent la vue pour la forme et la couleur, le goût pour le salé, l'odeur pour le fromage éventuel, le toucher à la main ou dans la bouche pour la friabilité, l'ouïe pour le « croquant ». On jouit d'abord des gourmandises avec la vue, laquelle permet de prévoir les plaisirs qui vont suivre. Puis l'odorat constitue le précurseur des voluptés du goût, celui-ci se confondant avec le toucher lingual. « Et l'ouïe, qu'en faites-vous ? L'ouïe perçoit la musique introduite par les instruments culinaires. Elle est inscrite dans le moindre coulis ou le plus simple hachis... », note Jean-Didier Vincent.

Une musique évocatrice comme une conversation animée, fût-elle gastronomique, aiguisent le plaisir de la bonne chère. Entendre et parler, ou plutôt écouter et bavarder sont les accessoires et les parures du repas. Sans aller jusqu'à suivre ceux qui prétendent que la gastronomie est moins l'art de bien manger que de bien parler de ce que l'on mange. Sans compter qu'une belle sonate de Mozart améliorerait le QI ! Existe-t-il une méthode musicale révolutionnaire pour placer les performances intellectuelles à leur maximum dix minutes avant un examen ? Une étude américaine, publiée dans une très sérieuse revue scientifique internationale montre que les facultés cognitives de réflexion et de raisonnement sont accrues pendant un court laps de temps, dix à quinze minutes, après l'audition de musique. Mais pas de n'importe quelle musique. Les expérimentateurs ont mis en compétition Mozart (très précisément la sonate K 488), une musique d'ambiance relaxante et le silence qui bénéficie de la solide réputation de favoriser la concentration. Les cobayes intellectuels de l'expérience ont été soumis à ces environnements sonores (ou non) juste avant qu'ils ne soient soumis à des tests de QI, destinés à mesurer leur capacité au raisonnement abstrait et spatial. Le résultat étonnant est que la sonate de Mozart augmente invariablement de huit à neuf points le score par rapport à celui obtenu avec les deux autres cures.

Vive les pâtes !

Certains aliments très populaires peuvent aider considérablement à l'apprentissage nutritionnel et sensoriel. Les pâtes, par exemple, représentent une formidable chance pour l'éducation sensorielle des enfants qui les aiment tant. Par leur variété de goût, de forme, de consistance, grâce à leurs multiples accompagnements dont les saveurs n'ont d'égal que la diversité, elles servent de médiateur pour faire apprécier aux petits et aux plus grands la pluralité des aliments, car l'indispensable variété des aliments ne peut être acceptée que si les sens sont éveillés.

Avec les pâtes, par exemple, toutes les perceptions sont sollicitées : le nez, l'oreille, les yeux. Protégées par une législation stricte, elles ne peuvent être colorées que par des éléments parfaitement naturels : elles ne doivent leur belle couleur jaune ambré qu'à la sélection rigoureuse des variétés de semoule de blé dur, cet aspect étant encore renforcé par le jaune d'œuf dans le cas particulier des pâtes aux œufs. De même, elles deviennent vertes grâce aux épinards ou bien encore rouges par la seule vertu des tomates.

Quel fantastique spectacle que celui des pâtes garnies ! Car la tradition, l'instinct, le goût, ont conduit leurs amateurs, pour des motifs gustatifs qui s'allient à la diététique, à les équilibrer par des combinaisons. Grâce au parmesan, qui les accompagne automatiquement en Italie, au gruyère en France, ou tout autre succulent fromage de nos terroirs, les apports en acides aminés, calcium, lipides deviennent significatifs. Les œufs les enrichissent de quelques minéraux, dont le phosphore et le fer ; ils les garnissent d'un remarquable cocktail de vitamines. Farcis d'une bonne viande, les raviolis apportent d'excellentes protéines animales, ainsi que des minéraux et des vitamines. Le beurre donne des lipides et les vitamines A et D, la sauce tomate approvisionne en vitamines A, C, B. L'huile, de noix pour le goût, apporte les indispensables graisses polyinsaturées. Un plat économique unique et complet peut se composer simplement de spaghettis (ou d'autres pâtes) accompagnés de viande ou de fromage ; précédé d'une salade et suivi de fruits, il fournit à l'organisme la quasi-totalité des éléments dont il a besoin pour se nourrir sainement ! Tout en faisant la joie des enfants.

La sensibilité tactile est aussi largement mise à contribution avec les pâtes. Saisir les pâtes relève parfois d'une très agréable gymnastique des doigts ; les enrouler autour de la fourchette, axée par la cuillère, est un subtil plaisir d'adresse manuelle qui prépare à la joie de la bouche. Mais la mâchoire qui tâte, cisaille, broie ou mastique procure aussi des informations tactiles essentielles ; *al dente* ou non, c'est elle qui décide.

Grignotage : les formes sans la forme

Le grignotage est redoutable, car ce comportement n'a rien de physiologique ni de naturel. En effet, notre corps, commandé par son cerveau, est fait pour prendre trois ou quatre repas par jour. Quand les organes ont besoin d'énergie, le cerveau est averti, il crée la sensation de faim. Celle-ci incite à manger, jusqu'à ce que le cerveau soit informé de la satiété, avant même que la quantité de calories absorbée soit judicieusement adaptée aux dépenses. En revanche, lors du grignotage, la sensation de satiété n'est pas atteinte, la faim réelle ne se manifeste pas non plus : le cerveau est escroqué, il est possible de manger indéfiniment, au-delà des besoins réels, d'où l'obésité. L'image des veules héros de feuilleton est redoutable. Ils boivent sans cesse et ouvrent le réfrigérateur avec une obstination qui s'apparente au tic. Chacun mange quand il pense avoir faim, c'est-à-dire pratiquement en permanence. De plus, ces aliments ne sont vraiment pas nutritifs.

L'organisme humain possède en quelque sorte de petits « compteurs » de calories et de nutriments qui lui permettent de répondre à ses dépenses de manière pratiquement mécanique ; il possède aussi un compteur de plaisir qui est, quant à lui, beaucoup plus laxiste et tout à fait modulable.

Aux États-Unis, les campagnes de publicité et l'information nutritionnelle ont fait baisser la consommation de graisses, natamment saturées ; par ailleurs, les édulcorants ont remplacé le sucre... tout devrait donc aller mieux en terme de santé. Mais il n'en est rien, bien au contraire, car l'obésité continue à progresser, allègrement pourrait-on dire avec ironie ! À cause de qui, de quoi ? Du grignotage. Il entraîne une augmentation de l'apport calorique total.

Cuisiner consiste à mettre en pratique une éthique, ou, mieux, une morale, une conception du lieu, une imagination du monde.

La cuisine et la gastronomie constituent une sublime quintessence culturelle, mettant en jeu non seulement les sens et le goût, mais aussi l'analyse et la synthèse ; l'esprit critique et le sens esthétique, la conscience, la mémoire et le jugement, bref l'intelligence dans sa plénitude, dans son efficacité et sa réussite.

En vérité, l'acquisition et la culture individuelle du goût, la connaissance, l'appréciation, la reconnaissance ainsi que le profit personnel et collectif de l'immense diversité des perceptions sensorielles forment un ensemble de libertés, un espace, une identité, qui sont autant de droits de l'homme. Peinture, musique, gastronomie, tous les trois sont des arts, de beaux arts ; l'information est un droit, y compris en biologie et en nutrition. Et ceux qui la détiennent ont le devoir de la délivrer ; pour ne pas être accusés de non-assistance à personne en danger.

L'école du goût, créée par Jacques Puisais, constitue la sauvegarde ou plutôt la promotion de la culture et la préservation de la santé. C'est aussi une œuvre humanitaire, car un homme qui ne sait ni manger ni apprécier le génie de nos terroirs n'est pas un homme réellement libre, mais un handicapé, un infirme susceptible d'être asservi par une multitude de conditionnements. « Au secours le goût ! », a crié Jean-Pierre Coffe ; car, dans tous les sens du terme, le bon sens est : l'éducation des sens.

***

Toute l'œuvre d'un chef de cuisine est un ensemble de stimulations, de plaisirs qui touchent tous les sens : un bon plat, un bon vin ne peuvent être appréciés que bien assis, dans une salle à manger où se côtoient de beaux tableaux, de ravissantes lithographies, et il ne peut s'accompagner que de bons mots. Consommer une œuvre d'art exige une harmonie subtile entre les partenaires et les éléments de la table : couverts, vaisselle et verrerie, décoration, couleur et saveur des mets, forme et logique de leur présentation. Tous les sens sont alors éveillés, tous sont actifs, le regard prépare et suscite le désir, le nez jauge et rappelle, la langue pèse et classe. Il n'est que le toucher qui soit un peu négligé, et encore !

Si les sens n'ont pas tous la même valeur, ils n'ont pas non plus la même liberté de formation : la gustation et l'olfaction sont déjà fonctionnels avant la naissance. Bien plus, vis-à-vis de l'apprentissage, ils n'ont pas la même autonomie. D'un côté, la saveur est génétiquement fixée : le sucré est recherché par toutes les espèces animales, tandis que l'amer est tout aussi unanimement rejeté *a priori*. Nous n'avons pas le choix, et il faut une longue éducation, ou bien de la folie, pour préférer systématiquement l'amer au sucré. En revanche, il n'existe pas universellement de bonnes ou de mauvaises odeurs. La sensation plaisante ou non, associée à une odeur, est intégralement apprise, en fonction des normes du groupe et des expériences personnelles passées, les parfums sont là pour en témoigner.

L'ouïe et l'odorat sont des organes tout à fait indisciplinés, à l'opposé de la vue. En effet, sauf à être sourd, on est obligé d'entendre, même si on peut éviter d'écouter ; on ne peut occulter ses tympans comme on a le choix de le faire avec les yeux, grâce aux paupières. Un individu n'est jamais soumis à une seule stimulation, mais à tout un ensemble qui concerne divers récepteurs sensoriels. Comment ne sommes-nous pas submergés, noyés, neutralisés, paralysés, sidérés par le courant continu des stimulations ? Par une sorte de filtrage extraordinairement efficace, par la distinction entre les stimulations signifiantes et celles qui sont sans intérêt. Il n'en reste pas moins vrai que les agressions parasites, celles du bruit par exemple, peuvent altérer le fonctionnement harmonieux des autres organes des sens. L'agression des odeurs provoque une régression de l'acuité olfactive. N'est-ce pas le déodorant, additionné d'une odeur suave et flatteuse, qui masque aussi bien les mauvaises effluves de la civilisation industrielle, que les plus merveilleux parfums, comme la forte odeur du fromage dans certains restaurants. N'est-ce pas ridicule ? Le parfum est un complément de la toilette, et non un substitut de l'hygiène. Le nez est beaucoup plus menacé aujourd'hui par cette uniformisation flasque. À terme, le nez ne justifiera-t-il son existence que par sa capacité à soutenir des lunettes, à moins que cette qualité ne lui soit même refusée avec l'avènement des lentilles, des greffes de cornée ou d'autres parties de l'œil ?

La mémoire des odeurs résiste beaucoup mieux à l'épreuve du temps que celle des couleurs ; en revanche, curieusement, l'association des odeurs avec leur nom est moins riche que celle du nom des couleurs ! En d'autres termes, se souvenir d'une odeur est une chose, pouvoir la nommer en est une autre. Encore plus intéressant, la même couleur peut se retrouver dans de nombreuses images, alors que chaque odeur est unique et globale, difficile à décrire, à décomposer en unités d'odeur plus simple. La petite madeleine de Proust est restée... sur toutes les papilles. La sensation résulte de la mise en action de multiples récepteurs ; sous l'effet d'un stimulus, ils émettent chacun un signal. Celui-ci est acheminé (après traitement éventuel) vers le cortex du cerveau, où il est stocké et intégré après confrontation avec les empreintes laissées par les expériences antérieures (sensorielles ou non). La sensation est donc une construction multidimensionnelle, subtile, complexe et fugace. La juste performance est d'en profiter.

Conclusion

Au terme de ce parcours, voici quelques règles simples que vous devez respecter pour assurer aussi bien votre équilibre général que votre santé et votre plaisir.

Aucun aliment n'est parfait, ni complet. Nul ne contient simultanément toutes les vitamines, tous les minéraux, tous les acides gras essentiels, tous les bons acides aminés. Bien plus, s'il en apporte quelques-uns, ceux-ci ne sont pas dans les bonnes proportions. La variété s'impose donc absolument. À l'opposé de certains animaux qui se sont adaptés à ne manger qu'un nombre restreint d'aliments, l'homme doit impérativement en consommer de très nombreux, de toute nature, végétale et animale.

Deux valeurs essentielles doivent donc être prises en compte : la densité énergétique de l'aliment (le nombre de kilocalories contenu dans cent grammes) et la densité nutritionnelle (la quantité de tel ou tel élément indispensable pour cent kilocalories). Indispensables au médecin et à la diététicienne, elles sont difficiles à utiliser par les consommateurs, car leur calcul implique la connaissance de toutes les doses journalières recommandées. Il est cependant facile de comprendre qu'un verre de lait présente une densité nutritionnelle très supérieure à celle d'un verre de soda, pour un même nombre de calories ; car, dans le lait, par unité de calories (et non pas par gramme), se trouvent beaucoup plus de nutriments intéressants. Exemple pratique : si 100 % de la dose journalière recommandée de l'une des vitamines sont présents dans une quantité d'aliment qui fournit, par ailleurs, toute la ration calorique, il faut évidemment exclure absolument cet aliment.

Devant la pléthore qui envahit nos magasins, le choix devient très difficile. Il faut donc commencer par le début : apprendre à connaître les aliments qui apportent réellement des quantités appréciables de vitamines, minéraux, graisses indispensables et protéines essentielles. Par ailleurs, les aliments étant rarement consommés seuls, les accompagnements comme les sauces peuvent modifier considérablement la teneur calorique de l'ensemble. Il faut en tenir compte !

Certains aliments sont obligatoirement cuits, afin de les rendre digestibles ou de détruire quelques substances indésirables ou même toxiques. En revanche, d'autres doivent être consommés crus, et si possible frais, afin de préserver leurs qualités nutritionnelles. Les fruits et les légumes en sont les exemples spectaculaires. Ils constituent d'ailleurs les trois quarts environ du poids des aliments que nous devrions absorber. Leur contenu en eau est très grand ; celle-ci peut être particulièrement pure, filtrée par la terre et sélectionnée par les racines. Mais attention à la cuisson à l'étouffé, à la vapeur, ou bien au micro-ondes. Fruits et légumes sont en effet riches en vitamines naturelles (parfois détruites très rapidement par la température de la cuisson), en minéraux, les précieux oligo-éléments (qui fuient lors de la cuisson dans l'eau ou restent accrochés à la poêle). Ils doivent être consommés variés, afin de mettre à profit la synergie de leurs constituants : par exemple, la vitamine C de nombreux fruits (les agrumes entre autres) augmente l'efficacité d'utilisation du fer présent dans certains légumes. Cent grammes d'aliments crus ou cuits n'apportent donc pas la même quantité de nutriment. Il faut savoir lire les tableaux. Par exemple, en cuisant dans l'eau, le riz gonfle ; de ce fait, dans cent grammes de riz cuit, il y a beaucoup d'eau (et moins de riz) que dans cent grammes de riz cru. Il en est de même des lentilles : cuites, elles contiennent trois fois plus d'eau que crues, mais par conséquent trois fois moins de fer, de potassium, de magnésium, de protéines, de fibres, d'acide folique, à poids égal.

Une méthode efficace et simple

Les aliments sont divisés en sept classes : 1) viandes et charcuterie, poisson, œufs ; 2) lait et dérivés ; 3) huiles et graisses, végétales et animales ; 4) fruits et légumes ; 5) féculents et céréales ; 6) produits sucrés ; 7) boissons. En dehors de la classe des fruits et des légumes, ainsi que des boissons, ne pas consommer deux fois la même classe d'aliment par repas. Il est exclu de manger chaque jour la totalité de la ration recommandée de vitamines, de minéraux, d'acides gras polyinsaturés et d'acides aminés essentiels. L'équilibre nutritionnel du corps humain ne se calcule pas sur une journée mais sur plus d'une semaine. Comment, sur cette base, concevoir vos repas ?

Tout d'abord le petit déjeuner : il doit être pris calmement et lentement, au moins une demi-heure après le réveil, être régulièrement composé de céréales (sans sucre ni miel), de laitages (qui ne devraient pas être accompagnés de thé ni de café), d'une belle tranche de pain, complet si possible (ou encore aux cinq céréales, voire aux noix) tartinée d'une fine couche de beurre (le volume de deux noisettes) et éventuellement d'un soupçon de confiture ; également d'une tranche de rosbif ou de jambon, ou bien d'une aile ou d'une cuisse de poulet (label ou réellement fermier évidemment) ou encore d'un œuf, le plus souvent possible. Un petit verre de jus de fruit pressé, strictement naturel sans aucun ajout, peut agrémenter le tout.

Le déjeuner devrait être dégusté à midi d'après l'heure solaire, c'est-à-dire à treize heures aux heures dites d'hiver et à quatorze heures aux heures d'été.

Le dîner doit être pris une heure et demie au moins avant le coucher. Sa composition doit être complémentaire de celle du déjeuner, en plus léger. Il convient d'intégrer au dîner les classes d'aliments qui n'ont pas été utilisées au déjeuner.

La salade verte quotidienne (simple, composée, variée) doit toujours être assaisonnée avec une huile végétale polyinsaturée de soja, de noix, de colza ou de germes de blé (rappelez-vous les initiales SNCB), seule, mélangée à une huile de goût ou encore sous forme d'un mélange du type Isio 4. La viande rouge doit être au menu trois fois par semaine au moins ; le poisson, sauvage plutôt que d'élevage, gras, mais jamais pané ni trempé dans un bain de friture, deux fois par semaine au moins ; une belle tranche de foie de veau et une bonne part de boudin noir, aussi maigre que possible, au moins une fois la semaine. Les pâtes doivent être régulièrement consommées, agrémentées d'une cuillère d'huile de noix ou d'une petite quantité de fromage, n'importe lequel selon les goûts, râpé ou non. Les légumes verts doivent accompagner presque tous les repas ; ainsi que les fruits (en évitant les fruits féculents, comme les bananes, ou gras, tels les avocats).

Parmi les boissons, préférez l'eau pure (un litre et demi par jour, au moins). Peu de boissons sucrées, de temps en temps des « lights », rarement de nectars (qui ne sont que des jus de fruits resucrés) ! Un verre de vin par repas est appréciable (pour les adultes seulement), éventuellement remplacé de temps en temps par une bière, blanche par exemple.

Jamais de grignotage entre les repas, exceptionnellement des apéritifs ou des amuse-gueules. Ne pas oublier de faire un peu de sport.

La qualité des aliments du commerce doit être certifiée, leur origine clairement définie. La France produit tous les excellents aliments dont nous avons besoin, l'Europe peut apporter des compléments intéressants. Ne pas se laisser piéger par la garantie sanitaire de l'aliment, car elle n'implique pas qu'il ait un intérêt nutritionnel. Attention aux importations « exotiques » dont la qualité biologique peut être très contestable. Par exemple, une orange cueillie avant d'être mûre contient beaucoup moins de vitamine C, tandis que la durée de son transport et sa conservation contribuent à diminuer encore sa teneur en cette vitamine. Les produits alimentaires des terroirs, mémoires naturelles et culturelles, ont fait leurs preuves ! Les traditions sont les réformes qui ont réussi !

En vérité, le bon équilibre alimentaire, gage d'efficacité et de santé pour le corps comme pour l'esprit, ne tient pas seulement au respect de ces quelques règles simples. Elles sont sans doute nécessaires, mais elles ne sont pas suffisantes. L'essentiel est aussi dans la variété et le raffinement de la cuisine, dans le développement du goût.

Si la crise de notre civilisation, comme l'affirme Jean Ferniot, est au fond de notre assiette, la victoire s'y trouve aussi. Une enquête récente montre que 47 % des personnes interrogées affirment bien connaître les règles de la nutrition, alors qu'en réalité 85 % répondent mal aux questions posées. Le public digère donc plus vite et mieux les mythes de la nutrition que les informations scientifiques. Curieusement, 87 % des personnes ayant participé à l'enquête ont déclaré qu'elles lisaient parfois ou même régulièrement les indications inscrites sur les produits ; mais elles ont reconnu, sans sourciller qu'elles ne comprenaient pas toujours ce qu'elles lisaient ! L'évolution des mœurs, l'éclatement des familles, les contraintes de la vie moderne nous ont aussi fait perdre certaines de nos références culinaires. Il est donc urgent, autant pour la sauvegarde de notre culture que pour la préservation de notre santé, de réapprendre à manger en mariant le legs de la tradition avec les enseignements de la diététique moderne, en préservant et en enrichissant notre goût.

L'alimentation est l'un des moyens dont nous disposons pour entretenir et améliorer notre potentiel physique et intellectuel. Inversement, mal manger le diminue. Il faut donc manger intelligemment pour être et demeurer intelligent. La performance, le développement optimal des capacités du corps et de l'esprit, sont aussi dans l'assiette !

Écrit à Bugeat et à Paris, août 1994.

Apports nutritionnels conseillés
par jour (24 heures)

			Minéraux											
Catégories	Apports énergétiques kcal	Apports en protéines grammes	Calcium mg	Phosphore mg	Magnésium mg	Fer mg	Zinc mg	Iode µg	Sélénium µg	Cuivre mg	Chrome µg	Molybdène µg	Manganèse mg
Enfants 1-3 ans	1 270	30	600	500	120	10	10	70	20	1	75	40	1
Enfants 4-9 ans	1 750	53	700	600	180	10	10	120	30	1,5	125	50	2
Garçons 10-12 ans	2 190	65	1 000	800	240	12	12	140	40	1,5	125	100	3
Filles 10-12 ans	1 950	60	1 000	800	240	12	12	140	40	1,5	125	100	3
Adolescents 13-19 ans	2 680	80	1 200	1 000	420	15	15	150	60	2	125	150	4
Adolescentes 13-19 ans	2 140	65	1 200	1 000	330	18	12	150	55	2	125	150	4
Hommes adultes	2 700	80	900	800	420	10	15	150	70	2,5	125	150	4
Femmes adultes	2 000	60	900	800	330	18	12	150	55	2,5	125	150	4
Femmes enceintes	2 150 à 2 250	70	1 200	1 000	480	Ⓐ	15	175	65	3	125	150	4
Femmes allaitantes	2 500	80	1 200	1 000	480	13	19	200	75	3	125	150	4
Personnes âgées valides	1 500 à 2 100	60	1 200	1 000	420	10	12	150	70	2,5	125	150	4

D'après le CNERNA, Dupin et collaborateurs. Ⓐ : 1er trimestre de grossesse : 10 mg ; 2e trimestre : 50 mg ; 3e trimestre : 75 mg.

Apports nutritionnels conseillés
par jour (24 heures)

Catégories	Vitamines														Acides gras essentiels	
	Liposolubles						Hydrosolubles									
	A	D		E		K	B_1	B_2	B_3 PP	B_5	B_6	B_9 Acide folique	B_{12}	C	Linoléique	Alpha-linolénique
	µg ER	µg	UI	mg	UI	µg	mg	mg	mg EN	mg	mg	µg	µg	mg	g	g
Enfants 1-3 ans	400	10	400	5	7	15	0,7	0,8	9	3	0,8	100	2	35	4-8	0,7-1,4
Enfants 4-9 ans	600	10	400	7	10	25	0,8	1,0	12	5	1,4	200	2	50	6-12	0,9-1,9
Garçons 10-12 ans	800	10	400	10	15	30	1,2	1,4	14	8	1,6	200	2	60	7-15	1,2-2,4
Filles 10-12 ans	800	10	400	10	15	30	1,2	1,4	14	8	1,6	200	2	60	6-12	1,1-2,1
Adolescents 13-19 ans	1 000	10	400	12	18	35	1,5	1,8	18	10	2,2	300	3	80	9-18	1,5-2,8
Adolescentes 13-19 ans	800	10	400	12	18	35	1,3	1,5	15	10	2,0	300	3	80	7-15	1,2-2,3
Hommes adultes	1 000	10	400	12	18	45	1,5	1,8	18	10	2,2	300	3	80	8-15	1,5-2,8
Femmes adultes	800	10	400	12	18	35	1,3	1,5	15	10	2,0	300	3	80	8-15	1,5-2,8
Femmes enceintes	1 000	20	800	14	18	45	1,8	1,8	20	10	2,5	500	4	90	10-18	2,8-3
Femmes allaitantes	1 300	15	600	14	18	55	1,8	1,8	20	10	2,5	500	4	90	10-18	2,8-3
Personnes âgées valides	800	12	480	12	18	35	1,3	1,5	15	10	2,0	300	3	80	5-8	0,7-1,2

D'après le CNERNA, Dupin et collaborateurs.

Bibliographie

Adrian J., *Clefs pour la diététique*, Seghers, 1978.

Allain-Regnault M., *Pour vivre minces, beaux et heureux. Tous les produits marque par marque avec leur « coût » en calories*, TF1 Éditions, 1990.

Apfelbaum M., *Vivre avec du cholestérol*, Éd. du Rocher, 1992.

Apfelbaum M., Forrat C., Nillus P., *Diététique et nutrition*, Masson, 1982.

Apfeldorfer G., *Je mange donc je suis*, Payot, 1991.

–, *Traité de l'alimentation et du corps*, Flammarion, 1994.

Astier Dumas M., Hoint-Pradier F., *Petite grammaire de l'alimentation*, J. Lanore, 1986.

Astier Dumas M., Martin Villevielle S., *La Bonne Croque*, Marabout, 1985.

Barnabé G., *Aquaculture*, Lavoisier, 1989.

Baxter K., Mac Donald I., *Comparative Nutrition*, John Libbey, 1988.

Becourt, P.-Y., Gueguen J., Lensie M., Briffaut J., *Les Protéines végétales extraites destinées à l'alimentation humaine*, INRA, Lavoisier, 1984.

Bernier J.-J., Adrian J., Vidon, N., *Les Aliments dans le tube digestif*, Doin, 1988.

Bismuth C., Baud F., Conso F., Frejaville J.-P., Garnier R., *Toxicologie clinique*, Flammarion, coll. « Médecine », 1987.

Bocuse P., *La Cuisine du marché*, Flammarion, 1980.

Bour H., Dérot M., *Guide pratique de diététique*, J.-P. Baillière, 1974.

Bourdieu P., *La Distinction. Critique sociale du jugement*, Éd. de Minuit, 1979.
Bourre J.-M., *La Diététique du cerveau*, Odile Jacob, 1990.
–, *Les Bonnes Graisses*, Odile Jacob, 1991.
–, *De l'animal à l'assiette*, Odile Jacob, 1993.
Brillat-Savarin, *Physiologie du goût*, Éd. coll. « Savoir », 1975.
Changeux J.-P., *L'Homme neuronal*, Fayard, 1983.
Chapoutier G., *Au bon vouloir de l'homme, l'animal*, Denoël.
Châtelet N., *Le Corps à corps culinaire*, Éd. du Seuil, 1977.
Cheftel J.-C., Cheftel H., Besançon P., *Introduction à la biochimie et à la technologie des aliments*, Ingénieurs praticiens, 2 vol., 1977.
Cheftel J.-C., Cuq J.-L., Lorient D., *Protéines alimentaires*, Lavoisier, 1985.
Chiva M., *Le Doux et l'Amer*, PUF, 1985.
Christen Y., *L'Heure de la sociobiologie*, Albin Michel, 1979.
–, *L'Homme bioculturel de la molécule à la civilisation*, Éd. du Rocher, 1986.
Coffe J.-P., *Comme à la maison*, Plon, 1993.
–, *Le Vrai Vivre*, Le Pré aux Clercs, 1989.
Costantin J., *Les Médicaments du cerveau*, Éd. Odile Jacob, 1993.
Craplet C., *Les Idées reçues sur la diététique. Les aliments, la forme, les régimes*, Hachette, 1989.
Craplet C., Craplet-Meunier J., *Critique des aliments allégés*, J. Lyon, 1991.
Delaveau P., *La Mémoire des mots*, Louis Pariente, 1992.
–, *Les Épices. Histoire, description et usage des différents épices, aromates et condiments*, Albin Michel, 1987.
Delaveau P., Guillemain J., Narcisse G., Rousseau A., « Sur des propriétés neurodépressives de l'huile essentielle de lavande », *CR Soc. Biol.*, 1989, p. 342-348.
Deniker P., *Psychopharmacologie. Les médicaments et drogues psychotropes*, Ellipses, 1987.
Derache R., *Toxicologie et sécurité des aliments*, Lavoisier, 1986.
De Meurville E., *Question de goûts*, Éd. de l'Archipel, 1993.
Dictionnaire de Médecine, Flammarion, 1989.
Douste-Blazy L., Mendy F., *Biologie des lipides chez l'homme. De la physiologie à la pathologie*, Lavoisier, 1988.
Duchêne-Marullaz P., « Thérapeutique par les plantes : les médicaments à base de plantes », *Bull. Acad. Natl. Méd.*, 173, n° 9, 1989, p. 1131-1135.

Dumont B.-L., « Teneur en lipides des viandes et produits carnés », *Médecine et nutrition*, n° 4, 1984, p. 207-216.
Duneton C., *La Puce à l'oreille. Anthologie des expressions populaires avec leur origine*, Stock, 1978.
Dupin H., Abraham J., Giachetti I., *Apports nutritionnels conseillés pour la population française*, Lavoisier, 1992.
Durlach J., *Le Magnésium en pratique clinique*, J. Baillière, 1985.
Eck A., *Le Fromage*, Lavoisier, 1987.
Fauconneau G., « La Consommation alimentaire : évolution et mutation », *Comptes rendus de l'Académie d'agriculture*, 1990.
Favier A., Arnaud J., Faure H., *Le Zinc en médecine et biologie*, EM inter, 1987.
Feinberg M., Favier J.-L., Ireland-Ripert, J., *Répertoire général des aliments, Table de composition*, FFN Ciqual, TEC et DOC Lavoisier, 1991.
Ferniot J., *L'Europe à table*, Éd. du Mécène, 1993.
Ferrando R., « Réflexions sur l''alimentation : son histoire et l'Histoire », *Bull. Acad. Natl. Méd.*, 173, n° 9, 1989, p. 1165-1173.
Fischler C., *L'Homnivore*, Éd. Odile Jacob, 1990.
Fricker J., *Le Guide du bien maigrir en gardant la santé*, Éd. Odile Jacob, 1993.
Gandemer G., *Les Lipides de la viande dans l'alimentation de l'homme*, Azoral, 1990.
Gentil R., Jollivet P., *L'Équilibre alimentaire*, Flammarion, 1989.
Gueguen L., « Interactions lipides-calcium alimentaires et biodisponibilité du calcium du fromage », *Cah. Nutr. Diet.*, n° 27, 1992, p. 311-315.
Habib M., *Bases neurologiques des comportements*, Masson, 1989.
Hercberg S., *La Carence en fer en nutrition humaine*, Éditions médicales internationales, 1988.
Hercberg S., Dupin H., Papoz L., Galan P., *Nutrition et santé publique*, Lavoisier, 1985.
Hubel D., Wisel T., « Functional Architecture of Macaque Visual Cortex », *Proceedings of the Royal Society*, n° 198, Londres, 1977, p. 1-59.
Jacob F., *La Logique du vivant*, Gallimard, 1970.
Jacotot B., *L'Huile d'olive*, Artulen, 1993.
Jacotot B., Le Parco J.-C., *Nutrition et alimentation*, Masson, 1983.
Jouvet M., *Le Sommeil et le Rêve*, Éd. Odile Jacob, 1992.
Lamour Y., *L'Âge de déraison. Maladie d'Alzheimer et vieillissement du cerveau*, Plon, 1990.

–, *Le Vieillissement cérébral*, PUF, 1990.
Lazorthes G., *L'Ouvrage des sens*, Flammarion, 1986.
–, *Le Cerveau et l'Esprit*, Flammarion, 1982.
Le Grusse B., Watier B., *Les Vitamines. Données biochimiques, nutritionnelles et clinique*, Centre d'étude et d'information sur les vitamines, 1993.
Le Guerer, *Les Pouvoirs de l'odeur*, Bourin, 1988.
Le Magnen J., « Bases neurobiologiques du comportement alimentaire », dans *Bases neurologiques du comportement alimentaire*, Hermann et Delacour (éd.), 1984, p. 3-54.
Le Poncin M., *Gym cerveau*, Stock, 1987.
Lestradet H., Dartois A.-M., « L'Alimentation spontanée de l'enfant », *Cah. Nutr. Diét.*, XXVII, 1, 1992, p. 42-49.
Louisot P., *Biochimie générale et médicale*, SINEP, 1983.
Mac Leod P., Sauvageot F., Chevalier G., « Bases neurophysiologiques de l'évaluation sensorielle des produits alimentaires », *Cahiers de l'ENSBANA*, Lavoisier, 1986.
Maillat J., Wargnier H., *Le Mythe de l'allégé*, Albin Michel, 1989.
Maisant P., de Fontguyon G., *Bœuf et veau, la démarcation de qualité ; quel avenir pour les labels bovins ?* INRA-Lavoisier, 1988.
Messig B., *Sucre et nutrition*, Doin, 1992.
Multon J.-L., *Le Sucre, les Sucres, les Édulcorants et les Glucides de charge dans les IAA*, Lavoisier, 1993.
Munnich A., Ogier H., Saudubray J.-M., *Les Vitamines, Aspects métaboliques, génétiques, nutritionnels et thérapeutiques*, Masson, 1987.
Nahas G., *Les Guerres de cocaïne*, France-Empire, 1987.
Onfray M., *Le Ventre des philosophes*, Grasset, 1989.
Pauling L., *Abusez des vitamines*, Tchou, 1968.
Pelt J.-M., *Des légumes*, Fayard, 1993.
Pichard P., *Faites de votre santé un plaisir*, Presses de la Renaissance, 1988.
Pitte J.-R., *Gastronomie française. Histoire et géographie d'une passion*, Fayard, 1991.
Puisais J., *Le Goût de l'enfant*, Flammarion, 1987.
Pujol R., Appert N., *L'Inventeur de la conserve*, Denoël, 1985.
Rakic P., « Limits of Neurogenesis in Primate », *Science*, n° 227, 1983, p. 1054-1056.
Répertoire général des aliments, 1. Table de composition des produits laitiers, INRA, 1987.

Revel J.-F., *Un Festin en paroles*, Pluriel, 1979.
Richard H., *Épices et aromates*, Lavoisier, 1992.
Sauvageot F., *L'Évaluation sensorielle des denrées alimentaires*, CDIUPA-Lavoisier, 1982.
Sauveur B., *Reproduction des volailles et production d'œufs*, INRA-Lavoisier, 1987.
Senderens A., *Figues sans barbarie*, Robert Laffont, 1991.
Serres M., *Les Cinq Sens*, Grasset, 1985.
Sournia J.-C., *Histoire de l'alcoolisme*, Flammarion, 1986.
Soussana, *L'Encyclopédie de la charcuterie*, 1990.
Sulitzer P.-L., *Le Régime Sulitzer*, Michel Lafon, 1993.
Tchobroutsky G., Guy-Grand B., *Nutrition, métabolismes et diététique*, Flammarion, coll. « Médecine », 1979.
Thoulon-Page C., *Pratique diététique courante*, Masson, 1984.
Touraille C., « Qualités organoleptiques des viandes bovine et ovine », *L'Alimentation et la Vie,* n° 75, 1989, p. 31-42.
Toussain-Samat M., *Histoire naturelle et morale de la nourriture*, Bordas, 1987.
Tran Ky, Drouard F., *Les Aphrodisiaques. Un peu, beaucoup, passionnément...*, Artulen, 1992.
Trémolières J., Serville Y., Jacquot R. et Dupin H., *Manuel d'alimentation humaine*, t. 1 : *Les Bases de l'alimentaiton* ; t. 2 : *Les Aliments*, ESF, 1984.
Vandel P., *Pourquoi ? Le livre des pourquoi*, Lattès, J.-C. 1994.
Verger P., Luigi R., « Apport protéique et production d'acide urique urinaire après un exercice musculaire ponctuel », *Médecine et nutrition*, n° 30, 1994, p. 92-94
Verger P., Lanteaume M.-J., Gournay J.-F., Louis-Sylvestre J., « Choix alimentaire spontané après un exercice de natation », *Médecine et nutrition*, n° 28, 1992, p. 73-77.
Vincent J.-D., *Biologie des passions*, Éd. Odile Jacob, 1986.
Winter R., *Le Livre des odeurs*, Éd. du Seuil, 1978.
Zarifian E., *Les Jardiniers de la folie*, Éd. Odile Jacob, 1988.
–, *Des paradis plein la tête*, Éd. Odile Jacob, 1994.
Zitt M., Morvan B., Bouquery J.-M., Seurat A., *Protéines végétales pour l'alimentation humaine : processus d'innovation et frein au développement*, INRA-Lavoisier, 1987.

Table des matières

CET OUVRAGE A ÉTÉ TRANSCODÉ
ET ACHEVÉ D'IMPRIMER SUR ROTO-PAGE
PAR L'IMPRIMERIE FLOCH À MAYENNE
EN FÉVRIER 1995

N° d'impression : 36932.
N° d'édition : 7381-0290-1.
Dépôt légal : février 1995.
Imprimé en France